JINXIU YAOZU ZIZHIXIAN

YAOYI-YAO RENCAI PEIYANG

ZHIDAO YONGSHU

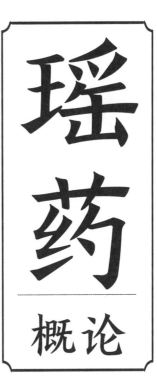

瑶药

概论

YAOYAO
GAILUN

主编 李彤

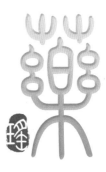

广西民族出版社

图书在版编目（CIP）数据

瑶药概论 / 李彤主编 .—南宁：广西民族出版社，2022.12

ISBN 978-7-5363-7623-6

Ⅰ.①瑶…　Ⅱ.①李…　Ⅲ.①瑶族—民族医学—药物学—概念　Ⅳ.① R295.108

中国版本图书馆 CIP 数据核字（2022）第 198001 号

瑶药概论

主　　编：李　彤

....

出 版 人：石朝雄

策划组稿：潘　夏

责任编辑：潘　夏

数字编辑：谢奇诗　谭媛元　李春江

装帧设计：文　雯

责任印制：梁海彪

出版发行：广西民族出版社

地址：广西南宁市青秀区桂春路 3 号　　邮编：530028

电话：0771-5523216　　传真：0771-5523225

电子邮箱：bws@gxmzbook.com

印　　刷：广西壮族自治区地质印刷厂

规　　格：787 毫米 ×1092 毫米　　1/16

印　　张：19.25

字　　数：340 千

版　　次：2022 年 12 月第 1 版

印　　次：2022 年 12 月第 1 次印刷

书　　号：ISBN 978-7-5363-7623-6

定　　价：180.00 元

金秀瑶族自治县瑶医药人才培养指导用书

《瑶药概论》

编 委 会

主　编　李　彤

副主编　梁琼平　闫国跃　潘雪萍　徐敏玲　李　幸

编　委　卢巧霞　王艺锦　王成龙　唐一洲　邵金宝

　　　　覃　枫　韦晓嵘　文　嵚　付海霞　余凤琴

　　　　石泽金　李　颖　黄金官　庞赵生　冯　旭

　　　　李　婧　樊艳梅　温清杰

前　言

　　瑶族是具有悠久历史和灿烂文化的民族。在长期同疾病做斗争的过程中形成和发展起来的民族传统医药——瑶医药，是瑶族灿烂文化的组成部分，也是我国传统医药的重要内容。瑶医药不仅在历史上对本民族的健康繁衍发挥了积极的作用，而且至今仍然是瑶族广大人民群众赖以防病治病的有效手段和方法之一。为了加快推进瑶医药的发展，国家出台了《国务院关于扶持和促进中医药事业发展的若干意见》，广西也相继出台了《关于加快中医药民族医药发展的决定》《广西中医药壮瑶医药发展"十四五"规划》《广西中医药壮瑶医药振兴发展三年攻坚行动实施方案（2021—2023年）》，把以壮瑶医药为代表的中医药振兴计划纳入经济社会发展总体规划。近年来，在金秀瑶族自治县党委和人民政府的关怀、重视和支持下，金秀颁布了《金秀瑶族自治县瑶医药发展条例》《金秀瑶族自治县瑶医药发展"十四五"及2035年远景规划》，开启了金秀瑶族自治县瑶医药高质量发展新模式。

　　《瑶药概论》作为金秀瑶族自治县瑶医药人才培养指导用书，是为了培养更多符合金秀瑶族自治县瑶医药事业发展需要的合格瑶医药专门人才而编写的，由国家民族医药先进工作者、全国瑶医学科带头人、广西名中医李彤教授组建编委会，悉心总结历年来瑶医药发掘整理和基础研究的成果，结合临床实践经验，突出瑶医药的民族特点和地域特色。本教材分为三个章节：第一章为瑶药学概述，介绍了瑶药的概念、起源、发展、资源、品种、鉴定、采收、加工（炮制）、贮藏、基本理论等内容；第二章为瑶医方剂学概论，介绍了瑶药方剂学简史、特点、基本理论，瑶药常用剂型、剂量、用法、部分剂型制备方法、用药禁忌等内容；第三章为老班药及配方，介绍了瑶医104味老班药的植物形态、采集加工、性味与归属、功能与主治、用法用量、精选验方等内容。瑶医认为，临床用药需在盈亏平衡理论的指导下，熟练掌握风亏打盈理论，精确运用"盈则消之，亏则补之"的配伍原则，使机体与周围环境及机体脏腑之间达到盈亏平衡的状态，这样才能去除疾病，使病体尽快痊愈。

　　本教材得到了金秀瑶族自治县的县委书记谭玉成、人民政府县长欧树和、人大常委会主任李成金、政协主席莫云山，以及卫生健康局领导的大力支持，凝聚了全国瑶医药行业高等教育工作者的集体智慧，代表了金秀瑶族自治县的党委、人民政府、卫生健康局、瑶医医院与全国瑶医学科带头人李彤及团队为瑶医药事业发展和人才培养所做的共同努力，谨向有关单位和个人致以衷心的感谢！

　　由于编者水平有限，本教材若存在不足，恳请读者提出宝贵意见，以便再版修订时提高。

瑶医学专业教材编写委员会
2022年10月

目录

第一章　瑶药学概述

第二章　瑶医方剂学概论

第三章　老班药及配方

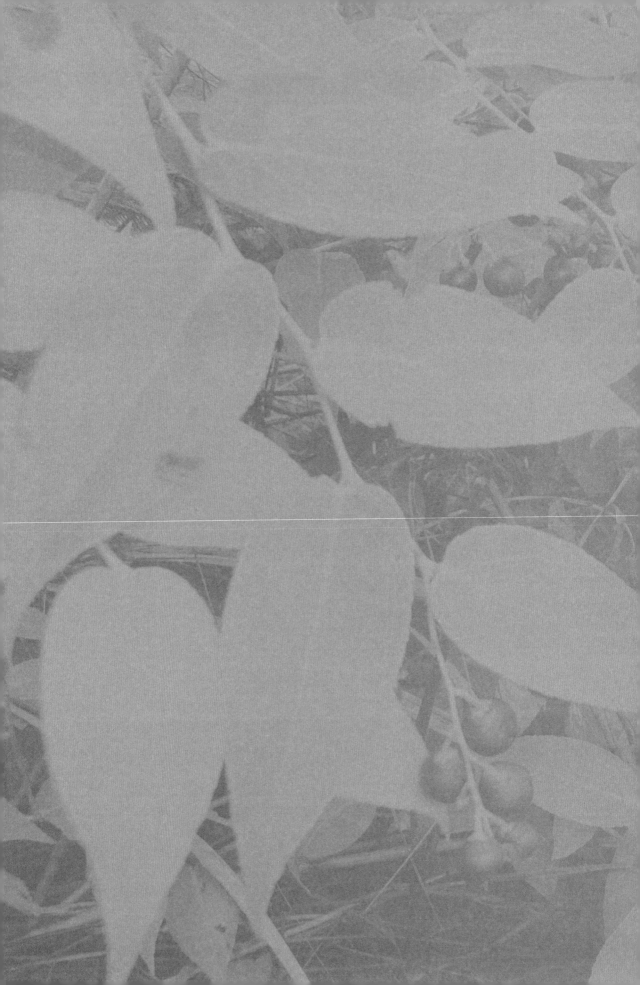

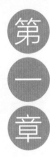

第一章

瑶药学概述

扫码收听

第一节　瑶药的概念

　　瑶药是瑶族人民在长期生活实践中总结出来的用于防病治病的药物，具有显著的民族性、传统性和区域性。从严格定义上来说，瑶药是在瑶医药理论指导下认识和使用的药物，包括植物药、动物药、矿物药及其他类药物。

　　瑶医药道是指瑶医的用药之道。道，即规律也。瑶医药道以盈亏平衡论、药分风打论、风亏打盈论为理论基础。在瑶药分类方法上，瑶医将药物按其性能，分为风类药、打类药、风打相兼药三类。在用药方法上，遵循风药和亏，打药和盈的用药原则。

　　几千年来，瑶族人民通过实践积累了大量组方合理、疗效显著的瑶药方剂。在多种疑难杂症的治疗方面，瑶药方剂优势更为突出，至今仍在临床上广为应用。在了解瑶药学基本知识的基础上，我们应进一步学习瑶药方剂学的基本理论，掌握瑶药方剂学的精髓，这样才能在临床治疗中融会贯通，实现药到病除。

第二节　瑶药的起源

在不断地劳动和实践中，人类创造了许多的新事物，也总结出了大量的生活经验，其中就包括医药知识。瑶医药的产生源于瑶族人民世世代代的劳动实践。由于过去没有文字记载，瑶医药经验的传承多是通过指药传授、指症传经、口耳相传或以山歌的形式传唱。因此，历史上并没有专门的瑶医药典籍，只在其他的古籍文献中有零星记载。然而，瑶医药的起源和发展历程仍可以从有关瑶族的传说、考古、古籍、文献、习俗和山歌等方面来探寻。

一、瑶药的原始发展阶段

与所有的医药体系一样，瑶药的形成与发展是人类基于实践的认识进而不断提高的过程。在氏族部落形成的初始阶段，由于生产力极其低下，瑶族人民主要靠食用各种植物和极少数的动物肉类来维持生存。《淮南子·修务训》中记载："古者民茹草饮水，采树木之实，食蠃蟩之肉。时多疾病毒伤之害。"在茹草饮水的日子里，先民们在食用各种树木果实、螺蚌之肉时，有时因为食用之物本身有毒或不洁而引起呕吐、腹泻，甚至昏迷和死亡等；有时又可能因为偶然吃了某些植物使原有的毒害或不适症状得到缓解甚至消除。经过无数次的反复试验，不断口尝身受，瑶族先民逐渐意识到，有些动植物对人体有毒，而有些则能解毒，由此逐步积累了辨别动植物药性的经验。

随着社会的发展与生产力的提高，瑶族先民发明创造了更多的工具，由最初以食用野生植物为主的时代逐渐进入狩猎和捕鱼为重要食物来源的渔猎时代。先民们在采集野果、捕获猎物的活动中，经常会被尖利的植物刺伤，岩石擦伤、戳伤，动物撞伤、咬伤等；有时食用或擦拭某些动植物药，却能使所受的伤痛得到缓解甚至消除，经过反复实践，不但积累了有关植物药的用药经验，而且对动物药也有了一定的认识，这就是原始瑶医药的萌芽。到原始社会末期，伴随着采矿和冶炼时代的到来，一些矿物的药用价值相继被发现。

人类的医药知识是在漫长的反复实践活动中一点一滴积累起来的。如《纲鉴易知录》载："民有疾病，未知药石，炎帝始味草木之滋，尝一日而遇七十毒，神而化之，遂作方书以疗民疾，而医道立矣。"《淮南子·修务训》中也有"尝百草之滋味，水泉之甘苦，令民知所避就。当此之时，一日而遇七十毒"的记载。这些记载真实地反映出古人对医药的认识源自"尝百草""一日而遇七十毒"这样的反复实践和不断总结的过程。

在漫长且坎坷的频繁迁移和游耕生活中，为了本民族的生存、繁衍，瑶族先民擅于利用当地丰富而多样的自然资源。在与疾病、虫兽及恶劣的自然条件的长期斗争和生活实践中，他们积累了丰富且行之有效的防病治病、康复保健的经验，创造了具有本民族特色的传统瑶药文化。

二、瑶药的文献记载

随着社会的发展和生产力的提高，人类对药物的认识和需求与日俱增。医药的传播方式也由最初的口耳相传、师徒相承发展到文字记载。中华人民共和国成立前，瑶族因为没有本民族的文字，所以也没有专门的瑶医药典籍。然而，在许多汉字记载的古籍文献中，我们仍能找到不少有关瑶药的零星记载，这为瑶药的发展历程提供了证据。

西晋嵇含《南方草木状》记述果名 17 种，其中荔枝、龙眼、柑橘、杨梅、橄榄、五棱子等，至今仍是广西栽培的重要果树，且具有药用价值。

唐代刘恂《岭表录异》记载岭南果树有 11 种，在内容上比《南方草木状》有不少发展，如记载橄榄"生吃及煮饮，悉解酒毒"，倒捻子"其子外紫内赤，无核，食之甜软，甚暖腹，兼益肌肉"。

南宋范成大《桂海虞衡志》中有《志果》一章，列举了广南西路可食之果 55 种。在长期的生活实践中，古代先民认识到这些水果的食用和药用价值，将其广泛用作药膳，有直接吃、榨汁饮、腌制吃或配合其他药物服用，以达到防病治病的目的。

历代文献中对广西盛产的药物也有很多记载。本草学著作《神农本草经》《南方草木状》《肘后备急方》等记载有岭南先民使用的多种药物。

唐宋以后，中医本草著作《本草纲目拾遗》《海药本草》《开宝本草》《本草图经》《本草纲目》中，记载有一批岭南先民使用的药物。此外，一些杂记如《北户录》《岭表录异》《桂海虞衡志》《岭外代答》，以及一些县志、地方志等也记载了岭南先民使用的一些药物。

地方志虽然不是专门记录医药学知识的，但其中有对地方出产的药物，乃至有关药物用法的记载。明代林富、黄佐编纂的《广西通志》记载了 100 余味广西盛产的药物，种类繁多；1934 年，庞新民对两广瑶族地区进行了深入的调查研究，在其《两广瑶山调查》中载有一些瑶医老班药，如苓香、桂子、罗汉果、八角、马胎、大龙伞、小龙伞、两面针、一包针、留雕竹、金叉、八角莲、七趾莲、独脚、双柏、蔚京等。

瑶族地区的一些特产药材，从名称上就可以看出产自瑶族山区，如瑶山十大功劳、大瑶山蜘蛛抱蛋、瑶山金耳环等。千金草[①]是早期瑶族老班药中瑶山特产的一种药材，瑶族先民对其种植、采收、加工及功用都有较深入的认识。千金草味苦有毒，多吃能使人昏迷；将其冲酒服，可治跌打损伤；口含能治牙痛；以少量千金草与猪脚炖食，可作滋补药；孕妇难产，缚之于腹部，还有催生作用。石耳，瑶山特产之一，能治疗咳嗽，因其产于山之悬崖绝壁，故价格颇昂。桂皮，瑶山盛产者，以其质量优而闻名，又有"瑶桂"或"瑶山桂"之称。瑶医很早就知道，罗汉果煎水煮汁，或与猪肉炖服，可治疗久咳。罗汉果每年的产量很大，早在清光绪二十八至二十九年（1902～1903年），大瑶山中的金秀四村（金秀、白沙、六拉、昔地）的罗汉果年产量已达1000斤。由此可见，瑶山独特的老班药材名声甚著，药效颇高。

沈括在《梦溪笔谈》中提到，灵香草"唐人谓之铃铃香，亦谓之铃子香"。周去非则在《岭外代答》中进一步记载了灵香草可治疗感冒、发热、腹痛、腹泻、头痛、腰痛等疾病，还可用来避孕、绝育等。周密的《齐东野语》中有这样的记载："方春时，瑶女数十，歌啸山谷，以寻药挑菜为事。"可见，瑶族先民使用当地草药治病已相当普遍，就连寻常的妇女，都能"以寻药挑菜为事"。

从其他一些地方志的记载中，我们也可看出瑶医药存在的普遍性。如《纪录汇编·卷六十》中记载，瑶人"山中多杉板、滑石、胆矾、茴香、草果、槟榔诸药，时时窃出市博鱼盐"。《乐昌县志》卷三《风俗·附瑶俗》载："邑有瑶，不知始于何代……惟其人尚诚信，常以药茶、材木运入市肆，交易无欺。"《曲江县志·卷三》亦曰："瑶人，盘姓，古盘瓠之后也……平时多出桂头圩贸易，或负药入城，医治颇效。"由此不难看出，自古以来瑶族人民就懂得运用周围丰富的药用资源疗伤治病，并以此进行商贸交易，瑶药也因此得到广泛流传。

三、瑶药的考古探源

古代先民使用瑶药的历史源远流长，从文物考古中能得到有力的证明。例如，在湖南省永州市的江华瑶族自治县沱江一带出土的东江墓葬遗物中，考古人员发现了一些芳香性药物，这些药物大多是一些含挥发性油类成分的草药。瑶族先民很早以前就会将一些含有芳香性、挥发性的药物装入饰物中佩戴，以此来辟秽和预防疾病传染，并称之为"药佩"。这些药物的有效成分，如挥发油类成分，可徐徐散发出来，经人体呼吸进入气血循环，对心、肝、肺及一些脏腑器官起作用，有芳香辟秽、祛邪解毒、清热消肿、散风止痒和安神定志的功效，主要用于治疗感冒、瘟疫、邪毒、风疹、瘰肿等病症。瑶族地区毒药很多，在广西地方文献和中草药普查资料中记载的就有砒霜、铅粉、羊角拗、断肠草、曼陀罗花等。

四、瑶药的山歌探源

瑶族是一个能歌善舞的民族，瑶族人民无论身处山间原野还是家居木楼，也无论是在生产劳作中还是谈情说爱时，常常都是以山歌传递信息、表达情感。逢年过节，寨寨摆歌堂、设歌会，男女老幼以山歌直抒胸臆，通宵达旦对山歌。瑶医药的经验很多是以山歌的形式流传下来。如瑶族人民把先民用药养生防病的风俗编成歌谣传唱，歌谣如下：

时令饮食养生歌

春节菖蒲温辛香，内服外浴效验彰，

四肢湿痹屈难伸，耳鸣头风五劳伤。

菖蒲能祛瘟虐瘴，咳逆上气用亦良，

常服骨坚颜面艳，延年益寿百年长。

二月初一鸡矢糕，四肢湿痹预防好，

三月清明黄花饭，肝炎目赤治效高。

四月初八枫木香，枫枝插门户户唱，

糯米饭同韭菜炒，不畏湿气与岚瘴。

五月端午用雄黄，疗癣鼠瘘痔疽疮，

雄黄早晚背身上，诸虫蛇毒不敢伤。

白花韭菜粽粑香，草果浸液祛虐瘴，

小钻五加诸味药，熏洗除湿去痹良。

婚娶办席需槟榔，酒后代茶以御瘴，

醒之能醉醉能醒，健脾和中补劳伤。

小儿降生烧苍术，川连频咽时时知；

满岁防病铜锁住，外出祛邪插桃枝。

六十老人备命粮，初一十五食安康，

鸡子蜜糖蒸饭上，久服强身百年长。

这种山歌传唱的方式，使医药知识在瑶族地区得到很好的推广，而歌词的内容更体现出瑶药的使用已经普及到瑶族人民的日常生活和饮食中。瑶族先民擅于利用草药结合时令节气，并配合饮食来治疗风寒湿痹、肝炎、瘴气等疾病。

五、瑶药的民俗探源

民俗是各族人民世代相传的民间生活习俗，它反映了一个民族或一个特定地区人民的生活、文化、审美、信仰等。瑶族的风情民俗是世代瑶族人民生活环境、历史境遇、生活方式和审美情趣的反映，是瑶族人民共同生活及其思想行为的准则和规范。在丰富多彩的瑶族民俗民风中，我们能探究瑶药的起源和发展过程。

（一）饮食

瑶族人民多聚居于深山老林，那里气候寒冷潮湿，以风湿痹痛、痧、瘴、蛊、毒等为常见病、多发病。经过长期反复的实践和摸索，瑶族先民慢慢懂得利用药物配合时令、节气、饮食来治病防病。如在上述的《时令饮食养生歌》中，春节的菖蒲酒用于治疗四肢湿痹、耳鸣头风、咳逆上气，以及用于祛瘟虐瘴等；农历二月初一的鸡矢糕能祛风活血、利湿消积、止痛、解毒，常食此饼，可治风湿筋骨酸痛，跌打瘀痛等症；农历三月清明的黄花饭可治肝炎目赤；农历四月初八的枫叶糯米饭炒韭菜可祛湿除瘴；农历五月端午的白花韭菜粽粑、草果浸液可祛虐瘴；婚娶酒席后代茶的槟榔能健脾和中、御瘴醒酒等。瑶族人民依山而居且零星分散。山区交通不便、生产力相对落后、卫生条件较差，许多地方流行肠道寄生虫病（如钩虫、蛔虫等）。广西金秀茶山瑶的人们习惯在每年的 3～5 月，将艾叶捣碎取汁后与糯米粉、糖混合做成药粑食用，以预防肠道寄生虫病。通常吃药粑后的两到三天，就能驱出大量的虫体（蛔虫）。由于此方法简便易行，药粑味香可口，而且驱虫效果好，男女老少均乐于接受，故而形成一种习俗沿袭下来。

瑶族人民喜欢喝茶，如绿茶、油茶、桂皮老姜茶、血藤银芪茶、山楂茶及各种凉茶。其中，绿茶是主要的茶基，具有消食健胃、驱湿避瘴、提神醒脑、解毒抗癌、抗疲劳及抗衰老作用。

（二）药浴

药浴具有舒筋活络、祛风除湿、提神醒脑等功能。药浴的药材多采用当地盛产的草药，一次药浴的用药品种少则几十种，多则上百种。药浴时，常根据不同对象、不同季节或不同疾病选择不同药物。新生儿及产后妇女多用具有温补和消炎作用的药物，比如槟榔钻[①]、五爪风[②]、九节风[③]、鸭仔风[④]、穿破石、红九牛[⑤]等，这样既可预防产妇及新生儿的各种感染，又可滋补气血，促进产妇子宫恢复。产后药浴是瑶族人民独有的保健医疗方法，又称为"月里药浴"。瑶族妇女产后第一天、第十五天和满月时都要采药水煎洗浴一次。经过药浴调理的产妇在产后 3～10 天就能下地参加劳动。同时，瑶族有让新生儿随其母亲药浴的习惯，瑶族人民认为，"月里药浴"使产妇不会落下月子病，新生儿经药浴可减少皮肤病的发生和提高免疫力。劳动后淋雨受寒也要进行药浴，常选药物为老姜、大散骨风[⑥]、小散骨风[⑦]、桃树叶、臭蒿[⑧]等，可温中散寒、舒筋活络，起到恢复体力、预防风湿的作用。老年人的药浴一般多用活血温补之药，如大钻、小钻、槟榔钻、四季青[⑨]等。这些药物对促进老年人机体新陈代谢，保持旺盛的生命力大有帮助。对患有风湿骨痛或外伤后遗症者，则多选用祛风散寒、活血化瘀、强筋健骨之药，如山苍子、

①槟榔钻：瑶药名。该药的中药名为大血藤。
②五爪风：瑶药名。该药的中药名为五指毛桃。
③九节风：瑶药名。该药的中药名为草珊瑚。
④鸭仔风：瑶药名。该药的中药名为黑血藤。
⑤红九牛：瑶药名。该药的中药名为红杜仲。
⑥大散骨风：瑶药名。该药的中药名为大发散。
⑦小散骨风：瑶药名。该药的中药名为小发散。
⑧臭蒿：瑶药名。该药的中药名为黄花蒿。
⑨四季青：瑶药名。该药的中药名为扶芳藤。

大满天星①、九节风、大接骨风②、细接骨风③、青九牛④、红九牛等，这些药物可起到舒筋活络、恢复肢体功能的作用。对患有鹤膝风、肩周炎、坐骨神经痛及骨质增生等风湿痹痛者，常选用祛风散寒、除湿、活血镇痛之品，如大钻、小钻、十八症⑤、四方钻⑥、入山虎⑦及各种有刺的木本及藤本植物。

①大满天星：瑶药名。该药的中药名为椿叶花椒。

②大接骨风：瑶药名。该药的中药名为大驳骨。

③细接骨风：瑶药名。该药的中药名为小驳骨。

④青九牛：瑶药名。该药的中药名为松筋藤。

⑤十八症：瑶药名。该药的中药名为苎叶蒟。

⑥四方钻：瑶药名。该药的中药名为四方藤。

⑦入山虎：瑶药名。该药的中药名为两面针。

第三节　瑶药的发展及前景

　　瑶族是一个典型的山地民族，瑶族先民多聚居在南亚热带和中亚热带季风地区。这些地区阳光充足，雨量充沛，适宜的环境极利于亚热带动植物生长和繁殖，也造就了当地丰富而多样的药用动植物资源。在与高山上的恶劣环境、毒虫猛兽以及病痛做斗争的过程中，瑶族人民逐渐掌握了大量动植物的属性、功能，并将其用于抵御病痛和养生保健，由此形成了具有本民族特色的医药知识。瑶药是瑶族人民健康保障的物质基础之一。瑶药的发展包括以下几个方面：

一、瑶药的来源

　　瑶药的来源由最初的野生的药材逐步发展到部分人工栽培，并由动物药、植物药扩展到天然矿物药和若干人工制品。医药源于远古时代人类对野生动植物不断地探究，逐步积累了辨别食物和动植物药的经验。随着社会的发展，人类最初以耕种来维持生存所必需的粮食作物，逐渐地发展为栽培各种经济作物，包括药用植物。对于瑶药栽培，一千多年前就有瑶族人民凭山垦耕种、售卖白藤的相关记载。瑶族人民世代珍藏的《评皇券牒》亦有"栽种五谷杂粮，种豆、老姜、芋菜、豆角、茄藤、茶，所为活命"等相关内容的记载。由此可见，瑶族人民认识、应用、种植（栽培）、采集、制作、出售瑶药的历史非常久远。宋代周去非的《岭外代答》中记述了灵香草的生长条件、产地、炮制方法及销路，并提及"零陵香，出瑶洞及静江、融州、象州。凡深山木阴沮洳之地，皆可种也"。说明早在宋代，瑶族先民不但懂得采药、用药，而且已懂得种药。迄今瑶族人民仍为国家培育生产大量名贵药材，如厚朴、八角、肉桂、杜仲、砂仁、灵香草等。而且，到现在我们仍可看到，瑶族村寨中几乎家家户户房前屋后都有种草药的习惯。

二、瑶药基本理论的形成

经过千百年的实践和探索，瑶族人民特别是瑶族医生对瑶药的认识逐渐深入，使用的经验也愈加丰富。对瑶药的认识发展过程，也是瑶药基本理论形成和发展的过程。主要的瑶药理论包括：

（一）风打药物分类理论

即将药物按性能、功效，分为风类药、打类药、风打相兼类药三类。风类药，具有清热解毒、祛风除湿、活血散瘀、补气补血、健脾胃、益肝肾之功效；打类药，具有散瘀、消肿、止痛作用；风打相兼药，既具有风类药的功能，又具有打类药的特性。

（二）瑶药命名理论和瑶医老班药理论

瑶医对药物的命名常常是根据药物的形态、性状、功效等，形象生动却又能反映出药物的特性，体现出瑶族医生对药物认识的深刻和全面。此外，瑶医将一些传统常用药物根据其形态、性味功能及临床应用特点归纳为"五虎""九牛""十八钻""七十二风"，这些传统瑶药共104味，被后人称为"老班药"，即祖上传下的药物之意。

（三）性味功能理论暨"五气八味"理论

瑶医认为药物按其性分为温、热、寒、凉、平五性，按其味可分为酸、甘、苦、咸、锥、涩、辛、淡等八种。不同性、味的药物分别具有不同的性能和功效。

（四）瑶医用药经验理论

在用药方面，瑶医提出了"风和亏，打和盈"的用药原则，即盈则消，治疗盈症以打类药为主；亏则补，治疗亏症以风类药为主。风、打两类药物合理配伍，使机体达到与周围环境及机体脏腑之间的盈亏平和状态，才能祛除疾病，使病体痊愈。

三、瑶药制品的开发

瑶族居住地区的特殊性造就了其丰富的药用资源，这也给瑶医用药创造了极大的便利条件。瑶医用药大多就地取材，且以鲜药居多。瑶医认为，鲜药的有效成分未经破坏，疗效比干药好。随着医药研究的深入和科学技术的发展，人们逐渐发现，有些药物经过加工制成饮片或制剂同样能达到很好的效果，有些甚至效果更好。特别是近年来天然药物越来越受到世人的瞩目和欢迎，瑶药制品的开发也成了热门产业。

广西是瑶族聚集的主要地区，是瑶药的主要产地，也是瑶药制品开发的主要起源地。瑶药制品于 20 世纪 50 年代中期形成产业化，如玉林制药厂制造的正骨水和云香精，主要采用九龙川[①]、风藤、过江龙[②]、入山虎、黄九牛[③]、横经席[④]、枫荷桂[⑤]等壮、瑶医常用药物为原料，用于治疗跌打损伤、骨折、风湿痹痛、伤风诸痛，疗效确切。随后，桂林三金药业集团研制生产的以金樱根、金沙藤、金刚兜

①九龙川：瑶药名。该药的中药名为巴豆树皮。
②过江龙：瑶药名。该药的中药名为榼藤。
③黄九牛：瑶药名。该药的中药名为五味藤。
④横经席：瑶药名。该药的中药名为独脚风。
⑤枫荷桂：瑶药名。该药的中药名为阴阳风。

等瑶药为主要配方的三金片；以玉叶金花等为主要用药的玉叶解毒颗粒。桂西制药厂生产了以大风艾等药材为主要用药的"妇血康冲剂"以及广西中医学院（现为广西中医药大学）研制的以扶芳藤等药材为主要原料的百年乐[①]等。这些瑶药制品均来源于民族民间验方。

近年来，广西金秀瑶族自治县瑶医医院开发了瑶族庞桶药浴、瑶圣神酒等系列保健养生产品及院内临床使用的瑶医药制剂。其中，外洗方瑶药月子药浴，即产后三泡，又名"三天出工"，对治疗产后病的疗效佳。广西金秀圣堂药业有限责任公司采用三姐妹[②]、绞股蓝等瑶药生产的护肝药成为治疗乙肝顽疾的有效药，畅销区内外。

四、瑶药研究的理论成果

（一）品种资源调查方面

经过深入调查、整理、研究，科研人员翻译了1000多种瑶医常用药的瑶文名称，为了解瑶药资源提供可贵的第一手材料。在此基础上，科研人员还查清了104种瑶医传统常用药物"五虎""九牛""十八钻""七十二风"的原植物图谱，为临床用药的安全有效提供了保障。

（二）大批有关瑶医药的著作相继问世

有关瑶药的论著有《广西民族药简编》[③]载药1021种，其中瑶药555种；《瑶医效方选编》[④]载瑶药435种，医方419条；《湖南瑶族医药研究》[⑤]载瑶药800余种，医方800余条；《中国瑶医学》[⑥]载瑶药174种，医方2000余条；《中国瑶药学》[⑦]载瑶药970种，医方1700条；《中国现代瑶药》[⑧]载瑶药215味225种，医方1000余条；《广西壮族自治区瑶药材质量标准（第一卷）》[⑨]载瑶药144种。

①百年乐：通用名为复方扶芳藤口服液。

②三姐妹：瑶药名。该药的中药名为三叶香茶菜。

③黄燮才、周珍诚、张骏主编《广西民族药简编》，广西壮族自治区卫生局药品检验所，1980年。

④罗金裕、刘扬建、覃显玉主编《瑶医效方选编》，广西民族出版社，1987年。

⑤刘育衡主编《湖南瑶族医药研究》，湖南科学技术出版社，2002年。

⑥覃迅云、李彤主编《中国瑶医学》，民族出版社，2001年。

⑦覃迅云、罗金裕、高志刚主编《中国瑶药学》，民族出版社，2002年。

⑧戴斌主编《中国现代瑶药》，广西科学技术出版社，2009年。

⑨广西食品药品监督管理局编《广西壮族自治区瑶药材质量标准（第一卷）》，广西科学技术出版社，2013年。

瑶药概论

《广西壮族自治区瑶药材质量标准》的颁布及应用，标志着瑶药研究开始走向标准化和规范化的发展。

五、瑶药新药研究的发展与成果

20世纪70年代以来，瑶族医药得到了较快的发展。广西、湖南等地的民族医药工作者对瑶族民间用药在品种资源调查、生药学研究、化学成分分析、药理药效分析及临床试验等方面做了大量的科研工作。在瑶药的活性成分分析、药理药效的研究方面取得了长足的进展，对多种瑶药进行有效成分提取分析及药理作用研究，确定其功能疗效，为提高临床疗效和新药开发提供了依据。采用现代科学方法和手段，从瑶药中分离出很多有效活性物质并研制出新药，其功效多与瑶医传统用药经验相符。较有代表性的有：

（一）青蒿[①]

瑶医用该药治疗感冒、发热、头痛、疟疾和急性肠胃炎。从青蒿中分离出的有效活性成分——青蒿素，具有抗疟疾和退热作用。科研人员对青蒿素进行结构改造，研制出一类控制疟疾症状的抗疟新药——青蒿琥酯。目前该药已载入国家药典。

（二）黄藤

瑶医用该药治疗急性肠胃炎、结膜炎及烧烫伤。经研究证明其有效成分有巴马亭、药根碱及黄藤内酯等，有抗致病性细菌和霉菌作用，能明显增强白细胞的吞噬能力。目前，已研制出有抗菌作用的黄藤素片可用于临床。

（三）千层塔[1]

瑶医用该药治疗跌打损伤、风湿骨痛、坐骨神经痛。从千层塔中分离出的有效成分石杉碱甲，经药理证明有松弛横纹肌、抑制胆碱酯酶活性及提高学习记忆力的作用。该成分已可以人工合成，临床上用于重症肌无力、阿尔茨海默病和记忆减退等病症，疗效显著，且无严重不良反应。

（四）金不换[2]

该药以块茎入药，用于治疗肠炎、痢疾所致的胃脘痛及头痛、咽喉痛等。从金不换中分离出左旋四氢巴马汀等多种生物碱有效成分，有较好的镇静催眠及镇痛作用。目前，已研制出胃痛片[3]、金蒲抑瘤片[4]及天和骨通贴膏[5]等多种制剂。

（五）扶芳藤

已研制出百年乐及止血灵胶囊[6]等制剂。

（六）萝芙木[7]

瑶医用该药治疗头痛、斑疹等。经研究发现，其有效成分萝芙木总碱与印度产的降压药——寿比南，具有同样的疗效。目前，已研制成降压灵投放市场，产生较大效益。

（七）三姐妹

瑶族民间用于痧症夹色、痢疾、黄疸等症。含细叶香茶甲、乙、丙素及抗肝炎有效成分齐墩果酸等，已研制成护肝金药片[8]，有清除乙肝病毒及护肝的作用。

[1]千层塔：中药名。该药的瑶药名为爬地猫、瓯子草。

[2]金不换：中药名。该药的瑶药名为山乌龟。

[3]胃痛片：由金不换、老蛇莲等中草药组成的中药制剂。

[4]金蒲抑瘤片：由金不换、蒲葵子等中草药组成的中药制剂。

[5]天和骨通贴膏：由金不换、丁公藤等中草药组成的中药制剂。

[6]止血灵胶囊：是由扶芳藤、蒲公英等中草药组成的中药制剂。

[7]萝芙木：中药名。该药的瑶药名为鸡芙亮。

[8]护肝金药片：即复方三姐妹片，是由三姐妹、黄根等中草药组成的中药制剂。

（八）金线风

瑶医用该药治疗咽喉痛、牙痛、胃痛等病症。含有原柝醇、轮环藤宁碱及左旋箭毒碱等，有镇痛、镇静及肌肉松弛作用。已研制成广肌松（氯甲粉碱），试用于临床。

（九）岩黄连

瑶医用该药治疗肝炎、肠炎、痢疾及痈疮肿毒等症，效果良好。其总生物碱具有抗菌、消炎、镇痛和抗肿瘤作用，从中分离出脱氢卡维丁、小檗碱等10个异喹啉生物碱，主要有效成分为岩黄连生物碱。已研制成"岩黄连片"和"岩黄连注射液"，试用于临床总有效率达81.47%。

（十）白纸扇

瑶族用该药治疗暑热感冒、咽喉炎及急性肠胃炎等。已研制成玉叶解毒颗粒、玉叶清火片及玉叶感冒冲剂等制剂，投放市场。其中，玉叶解毒颗粒被列为国家中药保护品种。

（十一）黄花参

为生产多种中成药原料，具有补气血、壮筋骨及保肝作用。近年研究表明，黄花参口服液对气虚痰阻症的高脂血症患者有良好的治疗作用。

瑶药因其用药方法简便、有效，且毒副作用低，具有远大的发展前景，但是，瑶药的发展必须与现代社会接轨，才能走得更长远。在继承和发扬传统理论的基础上，瑶药理论要不断吸收、融汇其他药学理论体系的精华，才能实现对自身的不断完善和超越。在瑶药基础和应用研究方面，要结合多学科的先进思维和研究方法，传统和现代渗透互补，以科学技术为依托，吸收利用现代科学技术，才能不断推动瑶药学的发展。瑶药学要形成一个开放的科学体系，就要在保持自身特色的基础上，以科学的研究为依据，用科学的语言进行阐述，实现多学科兼容，才能使瑶药得到世界的承认。在瑶药产业方面，应遵循我国中药的药品生产质量管理规范制度，根据传统瑶药的经验和临床实践，依靠现代先进的科学技术手段，研制出优质、高效、安全、稳定、质量可控、服用方便的新一代瑶药。在瑶药资源的开发和保护方面，对资源要合理开发并科学保护，建立瑶药 GAP[①]基地，开展瑶药指纹图谱研究，建立瑶药质量标准体系。

① GAP：指《中药材生产质量管理规范》。

第四节　瑶药资源

　　瑶药资源，是指可供作为传统瑶族用药的植物、动物、矿物等资源及其蕴藏量的总和。瑶药资源与中药资源及其他民族药资源一样，具有地域性、人文性、可变性和多样性的特点。

（一）地域性

　　瑶药资源与其所分布的自然环境条件有着不可分割的关系。资源的种类以及它们的数量和质量均受地域自然条件的制约。瑶族属山地民族，多居住在我国南方的崇山峻岭之中，这些地区地形复杂，适宜的自然条件造就了丰富的动植物和矿物资源，也形成了许多传统的地道药材。所谓"地道药材"，又称"道地药材"，是优质药材的专用名词，它是指历史悠久、产地适宜、品种优良、产量宏丰、炮制考究、疗效突出、带有地域特点的药材。

（二）人文性

瑶族人民在长期与自然、疾病做斗争的过程中利用当地的瑶药资源医治疾病，既有瑶药本身的物质基础，又有如何用药的经验总结。瑶药资源的人文性，是指瑶药资源的使用包含着瑶族的各种文化现象，不但体现在瑶医用药经验方面，而且体现在瑶族各种民俗民约中。瑶药资源是大自然赋予瑶族人民的珍贵宝藏，也是我们整个中华民族的珍贵宝藏。

（三）可变性

自古以来，瑶族人民的居住地大多物种丰富，药用资源充足。但是，随着社会的不断发展，人口的逐渐增多，瑶药除了供瑶族地区的人们使用，许多瑶药材和瑶药制品已经走出瑶寨，进入到其他民族的医药体系和生活中。由于瑶药需求量的增加，人们过度或不合理地利用，使资源逐渐枯竭甚至消失，这就是瑶药资源的解体性。针对药用资源逐渐匮乏的情况，国家和各地方政府采取了保护措施，建立了许多自然保护区，在有效保护生物物种的同时，也使动植物物种得到繁衍再生，瑶药资源得到发展和壮大，这就是瑶药资源的再生性。瑶药资源的解体性与再生性体现了瑶药品种和数量的增减变化，即瑶药资源的可变性。为了使资源能够可持续地利用，一方面，我们要通过科学的管理和合理的开发，大力保护和发展这些资源，使它们能够持续地发挥资源的作用，保证药源的持续、有效供应；另一方面，要采用现代科学技术，加强对一些用量大或紧缺药源的人工培育。此外，还要对瑶药资源的使用经验进行科学、合理的总结、整理，采用多学科的综合方法使原始的经验医药向实验医药的纵深发展。

（四）多样性

瑶药资源作为生物资源的重要组成部分，具有物种多样性、遗传多样性、和生态环境多样性的特点。瑶族分布地区的气候特点、山地环境，造就了种类繁多的瑶药资源。以瑶族主要聚居区——广西为例：广西金秀瑶族自治县被誉为"世界瑶都"，这里生产的瑶药包括了全国瑶药的大部分，是中国瑶药的典型代表。20 世纪 80 年代初，有学者对大瑶山自然资源进行了综合考察，据报告统计，大瑶山区系植物约 2335 种，其中药用植物 1324 种（隶属 198 科 682 属），药用真菌 28 种，动物 283 种（隶属 27 目 283 科）。瑶药稀有种类很多，不少被列为国家保护的珍稀物种，如桫椤、银杉、大鲵、鳄蜥等。广西金秀成为我国仅次于云南西双版纳的第二大物种基因库，是一个药用植物种质资源的天然植物园。大瑶山的草药有四个特点：一是特有物种多，共有 18 种，占大瑶山植物区系特有物种的 47.4%；二是传统出口药物多，共 12 种，如紫背天葵、瑶山金耳环等；三是抗癌药物多，目前已鉴定投产的抗癌中草药有 15 种，其中 3 种来自大瑶山，分别为喜树、粗榧、肿节风；四是民族药物丰富。我们要保护好瑶药资源的生物多样性，充分地开发和利用，借助生物技术创造出品质优良的瑶药新品种。

第五节　瑶药品种

　　自中华人民共和国成立以来，民族医药工作者们多次对广西、湖南等瑶族聚居区的瑶药资源进行调查，发现广西瑶医用药品种达1392种。其中，植物药1336种（隶属198科710属），动物药43种（隶属32科37属），矿物药4种，其他类9种。植物药中，藻菌、苔藓植物8种（隶属5科7属），蕨类植物63种（隶属26科43属），裸子植物9种（隶属7科8属），双子叶植物1099种（隶属136科577属），单子叶植物157种（隶属24科101属）。瑶医植物药约占广西药用植物种类的30%。瑶医常用的药用植物多为水龙骨科、蓼科、蔷薇科、豆科、唇形科、菌科、葫芦科、百合科、兰科等。

第六节　瑶药鉴定的意义

瑶药资源十分丰富，品种繁多。历史上，瑶族没有本民族的文字，有关瑶药经验的流传只能靠口耳相传，而瑶族各支系语言及用药经验的不相同，使得瑶药中同名异物或同物异名的现象非常普遍，这给瑶药生产、经营、临床应用、临床验证、药政管理、经验交流等造成极大的困难。瑶药材质量的好坏和药品的真伪，直接关系到用药的安全和治疗的效果。瑶药鉴定就是鉴定和研究瑶药的品种和质量。它是在继承我国瑶医药遗产和传统鉴别经验的基础上，运用现代自然科学的理论知识和技术方法，研究和探讨瑶药的来源、性状、显微特征、理化鉴别、质量指标等，以鉴别瑶药的真伪优劣，为瑶医临床用药品种的真实性、安全性、有效性提供保证，同时也为寻找和扩大瑶药新药源，保障医疗用药以及制定瑶药标准提供科学依据。

一、瑶药鉴定的依据

《中华人民共和国药品管理法》第 32 条规定："药品必须符合国家药品标准。"国家药品标准为法定的药品标准，包括《中华人民共和国药典》和《中华人民共和国卫生部药品标准》。中药（包括瑶药等民族药）鉴定的法定依据是国家药品标准和各省、自治区、直辖市的地方药品标准。2013 年 12 月，广西壮族自治区食品药品监督管理局颁发了《广西壮族自治区瑶药材质量标准（第一卷）》，成为我国第一部瑶药材标准。

因此，《中华人民共和国药典》和《中华人民共和国卫生部药品标准》，以及《广西壮族自治区瑶药材质量标准》是目前瑶药鉴定的法定依据，是我国瑶药材生产、流通、使用、检验、监督管理的法定技术依据。

二、瑶药鉴定的一般程序和方法

瑶药鉴定的程序和方法与中药一样，一般程序包括检品的登记、取样、鉴定，撰写鉴定记录、鉴定报告书等几个步骤。其中，取样是药材鉴定的关键步骤。所取样品应具有代表性、均匀性且数量足够，并留样保存。取样的代表性和均匀性直接影响到鉴定结果的准确性，而留样则是以备日后对检品检验结果的追踪和仲裁所需。

瑶药鉴定的内容主要有瑶药的真实性鉴定、瑶药的安全性检查、瑶药质量优劣的鉴定。

瑶药鉴定常用的方法有来源（原植物、原动物和矿物）鉴定、性状鉴定、显微鉴定、理化鉴定等。近年来，在中药鉴定学领域发展起来的指纹图谱鉴定技术和生物鉴定法亦可用于瑶药的鉴定。各种鉴定方法有其特点和适用对象，既可单独使用，也可几种方法配合使用。在鉴定中，应根据鉴定的目的选择以上鉴定项目的相关项目，以达到检验目的。

第七节　瑶药的采收

药用动植物在生长发育的不同时期，其药用部位所含的有效成分及有害成分均有所不同，导致药物的疗效和毒副作用也各不相同。因此，药材必须在适当的时节采收才能保证较好的品质。此外，药材采收的方法与药材的质量也有紧密联系。各类药材采收的一般注意事项可归纳如下：

一、全草类药材

全草类药材大多在植物枝叶茂盛、花蕾初现期采收。此时植株生长旺盛，所含营养物质和有效成分较多，采收的产量、质量和加工折干率都比较高。采收的方法可从根的上部整株割下或连根拔起，有的药材则只采带花的枝梢。因为瑶族人民聚居在我国南方地区，这里植物生长周期长，所以全草多在秋末、冬初采收，如穿心莲、灵香草等。但也有一些以嫩苗入药的，则须在幼苗期采收，现蕾期采收就会成为废品或次品，如茵陈蒿、白头翁等。

二、叶类药材

叶类药材通常在花蕾将开放时或正当花朵盛开时期采收。此时植物已经完全成熟，叶片茂盛，叶体肥大，有效成分的含量和产量均较高，最适合采收，如艾叶、枇杷叶、大青叶等。有些特定的药物如桑叶，则需在深秋经霜后采收。

三、花类药材

花类药材一般在花蕾期、花初放期及花盛开期采收。以花朵入药的，通常在花朵初放时，少数是含苞欲放时期采收，如月月红[1]、蜡梅花，都要一定大小的花蕾，花开后就不能入药；以花序、柱头、花粉或雄蕊入药的，一般在花盛开时采收，因为花盛开时，色泽和发育程度才达到药用要求，而且采收方便，如菊花、旋覆花；少数以未开放的花蕾入药，如槐花米、丁香等。

①月月红：中国月季的原变种，也是最初被引种至欧洲参与杂交的中国种源之一。

四、果实类药材

果实类药材有干果和肉果，它们的适收标志不同。干果类药材一般在果实体积停止增大，果壳变硬，完全褪绿，呈固有色泽时采收，大多数在7～10月。肉果类药材，根据植物种类或药用要求：以幼果入药的，多在5～7月果实幼小时采收，如枳实、乌梅等；以绿果入药的，多在7～9月，果实体积不再增大，果实浓绿或开始褪绿时采收，即以绿熟期为佳，如枳壳、香橼、佛手、瓜蒌、木瓜等；以完熟果实入药的，宜在果实完全成熟时采收，一般多在秋季或冬季，如枸杞、五味子、陈皮、大枣等。此外，有些干果或蒴果成熟后会散落或开裂，则须在成熟以前适时采收。

五、种子类药材

种子类药材一般在种子完全成熟、果皮褪绿时采收。此时种子与果实是各类有机物质综合作用最旺盛的部位，营养物质不断从植物体内其他组织输送到种子和果实中，所以完熟期采收的种子，有效成分的含量、药材产量和加工折干率都较高。对于易变质的浆果，如枸杞子、女贞子等，一般在略熟时采收，且最好在清晨或傍晚采收。

六、皮类药材

树皮类药材宜在春、夏季节采收，即在5～9月植株生长旺盛期，此时植物体内浆液充沛，皮与木质部易分离，剥皮容易，且此时药性较强，疗效较高。例如上山虎、肉桂宜在清明前后两天采收。根皮类药材一般在8～10月采收，如丹皮、地骨皮等。采皮的方法也各自不同。采集树皮时要注意不能将树干的一整圈树皮完全剥下，以免影响树干的输导系统，造成树木死亡。树皮类药材一般要多年生长才能入药，像肉桂、丹皮、地骨皮等需5年左右，厚朴、杜仲等要生长15～20年才能采皮。

七、根及根茎类药材

根及根茎类药材多在植物植株完成生长发育周期，进入休眠期的秋、冬季采收。一般采收期是从10月至次年1～3月。这时根或地下茎生长充实，积累的有效物质最多，药材的产量和加工折干率也最高。例如五层风[①]，宜在秋末及冬季采收，这时的五层风根肥大、质坚实、粉性足。野生药用植物地上部位易枯萎，以在秋末苗枯之前采收为宜。但也有需要在早春地上部分刚发芽时采集或其他例外情况的，如防风，以春天采收为宜，其体糯而润，质量较好。根类药材，往往需要生长1年以上，才能供药用，一般皆需生长2～5年。采集的方法，一般用挖掘法，最好是在土地湿润的雨后，容易挖掘。

八、动物类药材

动物类药材的采集因药材的种类不同而异。一般动物及虫类多在其活动期捕捉，因为此时数量多，如一般潜藏在地下的小动物，如地龙[①]，宜在夏秋季捕捉；也有在其活动期捕捉，如蜈蚣，宜在清明前后捕捉。昆虫类药材必须掌握好季节，如桑螵蛸[②]，应在秋季卵鞘形成后至来年3月中旬虫卵孵化前采收，并用开水煮烫以杀死虫卵；露蜂房[③]应在秋季蜂巢形成后采集并杀死虫卵；大动物虽然四季皆可捕捉，但一般宜在秋冬季。

九、矿物药材

矿物药材全年皆可采收，不受时节限制，择优采选即可。

在采集药物时，还应该重视保护药源，既要考虑当前的需要，又要考虑长远的利益。因此，还需要注意下列几点：

（一）留根保种

有些多年生植物，地上部分可以代根用的，尽量不要连根拔；必须用根或根茎的，应该注意留种。有些雌雄异株的植物，如栝楼，在挖掘天花粉时，一般只应挖取雄株的块根。用全草的一年生植物，大量采集时应留下一些茁壮的植株，以备留种繁殖。用叶的药物不要把全株叶子一次采光，应尽量摘取密集部分，以免影响植物的生长。

①地龙：中药名。别名蚯蚓、曲蟮。
②桑螵蛸：中药名。为螳螂科昆虫大刀螂、小刀螂或巨斧螳螂的干燥卵鞘。
③露蜂房：中药名。为胡蜂科昆虫黄星长脚黄蜂或多种近缘昆虫的巢。

（二）充分利用

根、茎、叶、花都可入药的多年生植物，应多考虑用地上部分和产量较多的部分。

（三）适当种植

根据实际需要，对于本地难以采集或野生较少的品种，可以适当地进行引种繁殖，以便采用。

第八节 瑶药的加工

在初始时期，瑶药的使用绝大多数是鲜用，直到现代，瑶医用药仍有很多是现采现用，未经过更多的加工。然而，随着社会的发展，人类对医药的认识不断提高，对药物的需求也在不断增多，无论是从性味功能还是从贮藏、运输、调剂、煎煮等各方面来看，鲜用药物已经无法完全满足上述各种需要。经过世代摸索，瑶族人民总结出许多药物加工的方法。瑶药的加工可分为产地初加工和药材炮制。

一、产地初加工

产地初加工的目的主要是为了便于药物在保证质量的情况下进行较长时期的贮藏。采收好的药材，除部分种类新用外，如鲜石斛、鲜芦根等，大多数药材必须在产地经过初步加工使其干燥，以免造成发酵腐败，影响了药材的质量，甚至造成损失。

初加工的常见方法有洗涤、修整、蒸、煮、烫、切制、干燥等。

二、药材炮制

炮制，又称"炮炙"，是药物在应用或制成各种剂型之前，根据医疗、调制、制剂的需要，而进行必要的加工处理的一些工序。炮制是我国的一项传统制药技术，尽管瑶医用药多为鲜用，但其中也有不少药物必须经过一定的炮制处理，才能符合临床用药的需要。

（一）炮制的目的

药物炮制的目的：一是提高药物纯净度；二是消除或减少药物的毒性、烈性和副作用，保证安全用药；三是改变药物的性味功能，扩大应用范围；四是增强药物功能，提高临床疗效；五是便于调剂和制剂；六是利于贮藏及保存药效；七是进行矫味、矫臭，便于服用。

（二）炮制的方法

1. 修治

（1）净制处理 （2）切制处理 （3）粉碎处理

2. 水制

（1）漂 （2）浸 （3）泡 （4）渍 （5）水飞

3. 火制

（1）炒 （2）炙 （3）煅 （4）炮 （5）煨

4. 水火共制

（1）煮 （2）蒸 （3）淬 （4）炖

5. 其他制法

其他制法包括制霜、发芽、发酵等，其目的是改变药物原有性能，增加新的疗效，减少毒性或副作用。

第九节　瑶药的贮藏

瑶药的贮藏方法对药材品质影响很大，药物在贮藏保管过程中，如果贮藏不当，常会发生霉烂、变色、泛油、潮解等现象，导致药材变质，降低甚至失去疗效。因此，必须采取适当的方法贮存和保管好药材，以保证其质量和疗效。

一、药物贮藏过程中发生变质的现象和原因

药物在贮藏过程中发生的变质现象常与药物自身的因素、贮藏的环境因素有关，常见的原因有虫蛀、霉变、泛油、变色、气味散失、风化、潮解、粘连、霉烂等。

二、瑶药贮藏的注意事项和方法

（一）注意事项

1. 保持清洁卫生

保持药材与仓库的清洁卫生是药物贮藏的良好基础，

是防止虫害、霉菌入侵最基本和最有效的方法。

2. 控制适当的温度和湿度

温度在 25 ℃以下时，储藏的药物会比较稳定。随着温度升高，害虫和霉菌容易繁殖滋生，药材、饮片则容易生虫、霉变。

温度达到 35 ℃以上时，对药材有以下影响：

（1）促使药材的水分蒸发，降低其含水量和重量。

（2）加速药材氧化、降解等化学反应，促使其化学成分迅速变化。

（3）加快挥发油的挥发，使其芳香气味减弱或消失。

（4）含糖类及黏液质的饮片容易发霉、生虫、变质。

（5）易引起含油脂成分的饮片酸败泛油，易使外表油润的炮制品外表湿润。

贮藏瑶药对湿度也有一定的要求。炮制品的绝对含水量应控制在 7%～13%，贮存仓库的相对湿度最好控制在 70% 以下。当空气相对湿度达到 75% 以上，温度在 20～30 ℃时，霉菌极易萌发为菌丝，发育滋长，使饮片吸潮霉变，如淡豆豉、瓜蒌、肉苁蓉等。当药材含水量达 13% 以上及空气的相对湿度在 70% 以上，温度在 18～35 ℃时，最利于常见害虫的繁殖生长。在此条件下，一些含蛋白质、淀粉、油脂、糖类较多的药材和饮片最易被虫蛀蚀心，如蕲蛇、泽泻、党参、芡实、莲子等。

控制适当的温度和湿度，有时可通过合理通风，利用自然气候来调节库房的温度和湿度。

3. 根据需要选择避光保存或适当晾晒

日光是使药材变色、气味散失、挥发、风化、泛油的因素之一，因此，有些药物在保存过程中要避光置于阴处。如玫瑰花、月季花、桑叶、益母草等花、叶、草类药材，在日光照射下容易引起颜色变浅，干燥易碎等；当归、丁香、川芎、灵香草等含挥发油的药材，在日光照射下挥发油易散失。但有些药材经日光照射，能杀死霉菌并使过多的水分蒸发，起到散潮防霉的作用。

4. 根据需要隔绝空气，密闭保存

空气中的氧和臭氧对药物有氧化作用，使药物中含有的色素、挥发油、脂肪油、糖类等成分氧化、酸败、分解，从而使药物变质。因此，有些药物需密闭保存，如牡丹皮、大黄、黄精等长期置于空气中则颜色会变深；薄荷会变色、气味散失。

5. 选择适当的包装容器

包装容器是指直接盛装和保护药品的器具。选择包装容器应遵循以下原则：

（1）易与金属发生化学反应的药品，不宜用金属容器包装。

（2）塑料包装应选用无毒塑料包装。

（3）普通玻璃在水中可被水解形成游离碱，可使生物碱盐变色、沉淀，甚至分解失效。因此，应选择特制的玻璃仪器盛装。

（4）饮片一般可贮藏于木箱、纤维纸箱中，最好置于严密封口的铁罐、铁桶中，以防止湿气的侵入。

（5）有些易与金属发生化学反应的药物饮片则可置于陶瓷罐、缸或瓮中，并加入石灰或硅胶等干燥剂。

（6）量多者可暂时用竹篓、筐贮存，但不宜久放，以防霉蛀。

6. 贮存时间适宜

成药与药材均不宜长时间贮存，如果时间过长，虽不会发生某种明显的质变，但会出现品质降低，甚至失效。故要做到先产先出、近效期先出。

（二）贮藏方法

根据药物本身的性质，各种瑶药的贮藏方法如下：

1. 含淀粉、糖分及黏液质较多的，应贮于通风、干燥处，如葛根、天门冬等。

2. 含挥发油多的，应置于阴凉、干燥处贮存，如薄荷、灵香草、当归、荆芥等。

3. 种子类药材，应密闭贮藏于缸、罐中，如紫苏子、薏苡仁、扁豆等。

4. 经过酒炙、醋炙、蜜炙、盐炙等炮制过的药物，应置于缸、罐等密闭容器内，或采用薄膜材料密封贮存，并置通风、干燥处贮存。如酒炙的当归、常山，醋炙的香附、芫花，蜜炙的款冬花、甘草、枇杷叶，盐炙的泽泻、知母、车前子等。

5. 某些矿物类药物，应置于密封罐、缸中，并于阴凉处贮存，如硼砂、芒硝等。

6. 少数贵重的药物，应分开贮藏，专人管理，并注意防虫、防霉，置于阴凉、通风、干燥处贮藏。含挥发性物质的如麝香，应用瓶装密闭，以防香气散失；人参、牛黄宜瓶装，在梅雨季节时放入石灰缸中，以防受潮霉变；某些贵重药材，特别是容易霉蛀的药材，可采取低温贮藏法，一般置于 2 ~ 10 ℃冷藏，如蛤蟆油、银耳、人参、菊花、山药、枸杞子、陈皮等。

7. 毒性药物，应严格按照有关的管理规定，设专人负责管理。

8. 易燃药物，必须按照消防管理要求，贮存在安全地点，并做好药物夏季防自燃工作。

9. 易虫蛀、霉变、泛油、变色的植物类药材，应采取防潮隔湿措施，控制潮解。

10. 动物类药材应密封保存，存放处无鼠洞，且阴凉通风。

第十节 瑶药的基本理论

一、五气、八味

瑶药的种类繁多，其分类具有独特的民族特点。据调查，瑶药所用品种达 1392 种，最常用的是"五虎""九牛""十八钻""七十二风"这 104 种老班药。

（一）药性与功能

瑶医结合长期的临床实践，根据药物的性能将药分为温、热、寒、凉、平，即五气。五气又称"五性"，性即性质。

药性是基于药物作用于人体所产生的不同反应和所获得的不同疗效而总结出来。是与所治疾病的寒、热性质不同相对而言。一般来讲，寒凉药具有清热泻火、凉血解毒、滋阴除蒸、泻热通便、清热利尿、清化热痰、清心开窍、凉肝息风等作用，能够减轻或消除热症，如天钻、熊胆草、金银花、鱼胆木等。温热药则具有温里散寒、暖肝散结、补火助阳、温阳利水、温经通络、回阳救逆等作用，能够减轻或消除寒症，如肉桂、野花椒等。此外，有些药物的寒热之性不甚明显，列为平性，如五层风、九层风、人薯、黄花参等。但实际上，这些平性药仍有寒凉、温热程度上的差异，在用药时亦应当注意，把握好其中轻重。

（二）药味与功能

瑶药的药味可分为酸、甘、苦、咸、锥、涩、辛、淡等八种，分别具有不同的性能和功效。在临床实践中，瑶医总结出顺口易记的口诀如下：

形态识别须多认，常用八味要弄通；

辛散气浓能解表，辛香止痛治蛇虫；

苦能解毒兼清热，咸寒降下把坚攻；

味淡多为利水药，甘温健脾补中宫；

涩味活血又利水，锥味解毒祛腐强；

酸味固涩兼收敛，性味精研用不穷；

若要发挥药永效，辨病识药第一功。

辛味药有清热解毒、生肌、散结作用，如金腰带[1]、石猴藤[2]、斑蝥等；苦味药有清火、燥湿作用，如过节风[3]、入骨风、木黄连、鱼胆木、野油麻等；咸味药有软坚散结，泻下通便作用，如金钱风、倒丁风等；甘味药有补益、和中作用，如冷骨风[4]、五爪风、九层风、鸡肠风[5]、黄花参等；酸味药有止泻、收敛、固涩作用，如七爪风[6]、酸吉风[7]、蛇牙草、独探咪[8]等；涩味药有活血、利水、软坚散结、破血作用，如槟榔钻、白钻、鸭仔风、金砂藤、芒硝、蚂蟥等；锥味药有解毒散结、祛腐生新的作用，可治痈疽

①金腰带：瑶药名。该药的中药名为文殊兰。
②石猴藤：瑶药名。该药的中药名为三叶青。
③过节风：瑶药名。该药的中药名为开口箭。
④冷骨风：瑶药名。该药的中药名为萍蓬草。
⑤鸡肠风：瑶药名。该药的中药名为巴戟天。
⑥七爪风：瑶药名。该药的中药名为红泡刺。
⑦酸吉风：瑶药名。该药的中药名为酸藤子。
⑧独探咪：瑶药名。该药的中药名为火炭母。

（疮疡肿毒），如叶喉^①、卜芥^②、独脚莲^③、三步跳^④和生天南星等；淡味药有通下破气、利尿的作用，如鹞鹰风、茯苓等。

①叶喉：瑶药名。该药的中药名为海芋。
②卜芥：瑶药名，该药的中药名为老虎芋。
③独脚莲：瑶药名，该药的中药名为禹白附。
④三步跳：瑶药名，该药的中药名为象头花。

二、风打药物分类

风打药物分类理论是瑶医药学理论的重要组成部分。风，即柔弱、柔软的意思；打，即坚硬、坚强的意思。风、打是相对而言的概念，二者既对立又统一。瑶药按药物性能分为风类药、打类药和风打相兼药三类：风类药具有和缓、平调腑脏功能的作用；打类药则取效迅速，具有驱逐邪气之效；风打相兼药则兼具风打之性、禀刚之气、得柔之性，既能攻坚软坚、活血化瘀，又能滋阴潜阳，一药而数用。风打药物分类理论不仅反映了药物的功效特点，而且概括了药物的性能特点，是瑶医临床用药的重要依据，对临床辨识药性、选药组方具有重要的指导意义。

首先，风打药物分类理论反映了药物的功效特点。在临床用药中，瑶医根据药物特性将其分为风类药、打类药。"风者纯而缓，打者燥且急。"风类药具有和缓、平调脏腑机能作用，如紫九牛、白九牛、大钻、小钻；打类药则具有峻逐邪气之效，作用较为峻急，取效速捷，如上山虎、下山虎、入山虎、猛老虎等药，气味纯而力专，作用刚峻，驱邪攻滞作用快捷。

其次，风打药物分类理论概括了药物的性质特征。药物禀天地之气生、阴阳之气长。天地之气禀赋多少，会直接影响药性。在生长过程中得地之阴气多者，其药材质地一般细腻、油润，富含液汁，药效柔弱和缓。如一身保暖、血党等，得地之阴气而质润，药力缓、性温和，以调滋见长。生长过程中得天之阳气多者，其药材质地多干劲，少津或无汁，药效多激烈。如白花丹、黑老虎等，得天之阳气而气燥烈，药力宏，性猛烈。然而药物的风打、刚柔是相对而言的，亦有许多药物兼具风打之性。如血三七、血见愁、开刀见血等，既禀阳刚之气，又得阴柔之性，既能攻坚软坚、活血化瘀，又能滋阴潜阳，一药多用。

（一）风类药

风类药具有清热解毒、祛风除湿、活血散瘀、补气补血、健脾胃、益肝肾等功效，此类药物常用于治疗痧病、消化系统疾病、妇科疾病、神经性疾病及小儿疳积等。如白背风、血藤、鸭脚木、九龙藤、麻骨风、四方藤、半边风、大发散、小发散等牛类、风类及部分钻类药物可列为风类药。临床上，风类药的使用相对较安全，毒副作用少，在专业医生的指导下，老人、儿童或孕妇可放心使用。

（二）打类药

打类药具有散瘀、消肿、止痛的功效，常用于治疗跌打损伤、毒蛇咬伤、风湿骨痛、无名肿毒等。如杉树、松树、田七、鸟不站、青蒿、尖尾风、韭菜、透骨消、竹叶龙根[①]等虎类及部分钻类药物可列为打类药。临床应用打类药物需严格把握好剂量，一旦过量易伤身体；孕产妇及经期妇女禁用，妇女、儿童及老人慎用。

①竹叶龙根：瑶药名。该药的中药名为寮刁竹。

（三）风打相兼药

除风类药、打类药外，瑶药中还有一类既具有风类药的功能，又具有打类药的特性，我们称之为"风打相兼药"。例如，部分钻类药，包括大钻、小钻、大红钻、小红钻、六方钻、四方钻、九龙钻、双钩钻、槟榔钻等均可列为风打相兼药。此类药味辛、苦，性温、热，既能行气止痛，祛风除湿，舒筋活络，健脾消气，又能散瘀消肿。临床上往往一药多用，既可用于治疗风湿痹痛、筋骨痛、腰腿痛、坐骨神经痛、跌打损伤，还可用于治疗病后虚弱、头晕目眩、小儿疳积、急性肠炎、慢性胃炎、胃溃疡、痛经、产后腹痛、产后风瘫等疾病。应用风打相兼药时，在剂量上不应偏执，要根据不同的疾病、不同的病情、不同的体质，严格控制用量。注意风打有所侧重，既要避免病轻药重，又要避免药轻病重，达到去病而不伤人，中病即止。

临床用药，贵在精专，掌握药性的风打特性，可为临床合理使用瑶药及组方提供参考与指导。其一，可为医者选药提供依据。瑶医早有"非风不足以调滋，非打不足以去暴"的认识，即打类药可用于急速驱邪逐瘀，但通常有耗伤正气之偏，故须提防其伤正之弊；风类药和缓调养，但须防其滋润碍胃、敛邪收滞之嫌。其二，可为临床"制偏补偿"的治疗法则提供药用依据。药物的风打功用具有对立性，可通过此特点来纠正病势之偏颇，恢复机体刚柔相济的动态平衡。其三，可通过效用互补，扬长避短，提高疗效。一方面，风打相伍既可使药物速达病所，又可延长药物的作用时间；另一方面，风打相伍既可避免打类药力猛而伤正，又可避免风类药力缓而致凝敛太过。总而言之，风打相伍，刚悍与阴柔之品相合，可减其攻逐之力，使其攻而不速，祛邪又不伤正；阴柔之品配以刚悍之品，可缓其力补而使之作用持久。此外，柔缓与刚烈药物相配伍，在驱邪扶正的同时，还可降低毒副反应，减少药物偏性对机体的刺激。

三、药物的命名

瑶药种类繁多，据调查所用品种达 1392 种，常用的瑶药品种有 200～300 种，各支系瑶医所用品种及名称并不完全一致。瑶医对药物的命名形象生动，通俗易懂，具有独特的民族特点。常以药物的功用、生长环境、药用部位、形态、功效等作为命名依据，命名大致分类如下：

（一）按功用命名

在瑶族民间，瑶药根据药物的性味功能及治疗疾病的特点来命名。例如"五虎""九牛""十八钻""七十二风"等 104 味老班药："五虎"，多为攻剂，作用犹如猛虎一样，意味着药力猛烈，瞬间起效；"九牛"，意味着药力绵长，持久起效，其功能主要是舒筋、通络、补肾；"十八钻"，意味着药力劲透，其功能主要是通达经脉，透利关节，对瘀阻、湿滞的患者较为适宜，常用于治疗重大疾病；"七十二风"，意味着对各种风症有疗效，其用途极广，包括有清解、温平、降泻、扶补等，临床上配伍使用有独到疗效，属风、打类药。

（二）按生长环境命名

如上山虎、下山虎等。下山虎生长在山腰之下，只有在山腰以下才能找到，山顶是没有分布的。这样命名不仅给采药人员提供了极大的帮助，而且还有利于瑶药的推广传播。

（三）根据不同药用部位命名

瑶语称草为"咪"，木为"亮"，藤为"美"，果为"表"，花为"绑"，块根为"台"等。

（四）根据药物形态命名

如鹰爪风、鹞鹰风是指该植物的花或刺形状如鹰之爪；羊奶果，即该植物的果实形状似羊的乳头等。另如枰托藤[1]、红丝线[2]、红帽顶[3]、鸡穿裤[4]等皆从植物形态命名而来。

（五）根据药物功效命名

如十全大补[5]、一身保暖、拾板救[6]等，由药名可知，它们是具有滋补功效的药物；而麻骨风、半枫荷，则属于治疗风湿痹痛、跌打损伤类疾病的药物。

四、颜色、形态与功能的关系

在长期的生产劳动实践中，瑶族人民发现，瑶药的颜

[1]枰托藤：瑶药名。该药的中药名为两广猕猴桃。
[2]红丝线：瑶药名。该药的中药名为茜草根。
[3]红帽顶：瑶药名。该药的中药名为红背山麻秆。
[4]鸡穿裤：瑶药名。该药的中药名为仙鹤草。
[5]十全大补：瑶药名。该药的中药名为假木通。
[6]拾板救：瑶药名。该药的中药名为鸡骨香。

色、形态与功能关系密切，有如下规律：

（一）颜色与功能

瑶药的颜色大致分红、白、黄、黑四种，分别对应着特色鲜明的不同功能。瑶医先贤有"以红治红，以白治白，以黄治黄，以黑治黑"之古训，具体内容为：红色，走血分，具有补血、破血、生肌的作用，此类药物有朱砂连、破血子、人血草等；白色，走气分，具有补气、行气、消气解毒的功效，药如白山七、紫金沙、萝卜七等；黄色，走皮肉，具有清热解毒、杀虫、驱风的作用，此类药物有岩防风、地苦丹、雄黄连等；黑色，走骨骼，具有滋肾补脾、利水、散积、除寒利湿的作用，此类药物有岩耳、麻布七、羊角七等。

（二）形态与功能

瑶医认为，动植物的形态、属性与性味、功能有着密切的关系。瑶族民间有"叶茂有毛能止血""草木中空善治风""叶里藏浆拔毒功""对枝对叶能调红""圆梗白花寒性药""热药梗方叶亦红""根黄清热退黄用""有毛有刺皆消肿""节大跌打驳骨雄"等识药口诀。通过以上朗朗上口且简便实用的口诀，人们能很快地将药物的形态与功能联系起来，便于瑶药的利用及推广。例如，胖婆娘、土鸡母等药，形态饱满、肥胖，可用于补益人体各部虚损；四大王、金八爪等药，根须下达，形似人指和远端筋脉，不仅可以补益人体各部虚损，还可治疗四肢诸疾；一颗珠，根块似人头，可用于治疗头部疾病；算盘七、金边七等药，形似脊柱，可用于治疗腰背疼痛；猴子七，形似猴，取其攀缘之性能，用于诸药不及；螃蟹七，形似螃蟹，可用于治疗腰部两侧之疾；藤本，似人经络，多以通经活络为用。此外，瑶医还有以皮治皮、以梗治骨、枝行四肢、杆行躯体、籽以滋养、以叶清散等用药习性。通常认为，质脆者其性燥烈，质柔者其性缓和；质轻者上浮为阳，质重者下达属阴。

五、生长环境与功能的关系

瑶药的生长环境决定了药物的功能和属性。高山气温低，药物性能多偏于寒凉；低谷气温高，药物性能多偏于温热。如麻布七、红骨生，喜长湿地，有利水除湿之功；耳环金、一卦边，长于陡壁干燥处，有除风燥湿之力；还阳草、马尾千金，喜长于悬崖绝顶，必系回阳之药；黄精、党参，生长于沃土肥林中，可列补益之方；慈姑，生于水中，故以泻火利水为用；血藤、木通，为攀缘植物，乃通经行络之品。瑶药的色、味、形与功效，是瑶药防治疾病用药的主要依据。

六、毒性

（一）古代药物毒性的概念

在古代，药物毒性的含义较广，既认为毒药是一切药物的总称，又认为药物的毒性是药物的偏性，还认为毒性是药物毒副作用大小的标志。

（二）现代药物毒性的概念

在现代，随着人们对药物毒性认识的逐渐加深，毒性的概念更加具体。所谓"毒性"，一般指药物对机体所产生的不良影响及损害，包括急性毒性、亚急性毒性、亚慢性毒性、慢性毒性和特殊毒性（如致癌、致突变、致畸形、成瘾等）。

瑶医认为，虎类药物性能峻猛，见效快，多为消肿止痛类药，有一定毒性，如毛老虎含有闹羊花毒素等毒性成分，有大毒，服用过量会产生头痛、心悸、全身乏力和恶心呕吐等不良反应，一般口服剂量不宜超过 3 g；钻类药物性能强劲钻透、通达经络、透利关节，多为行气止痛、散瘀消肿药。

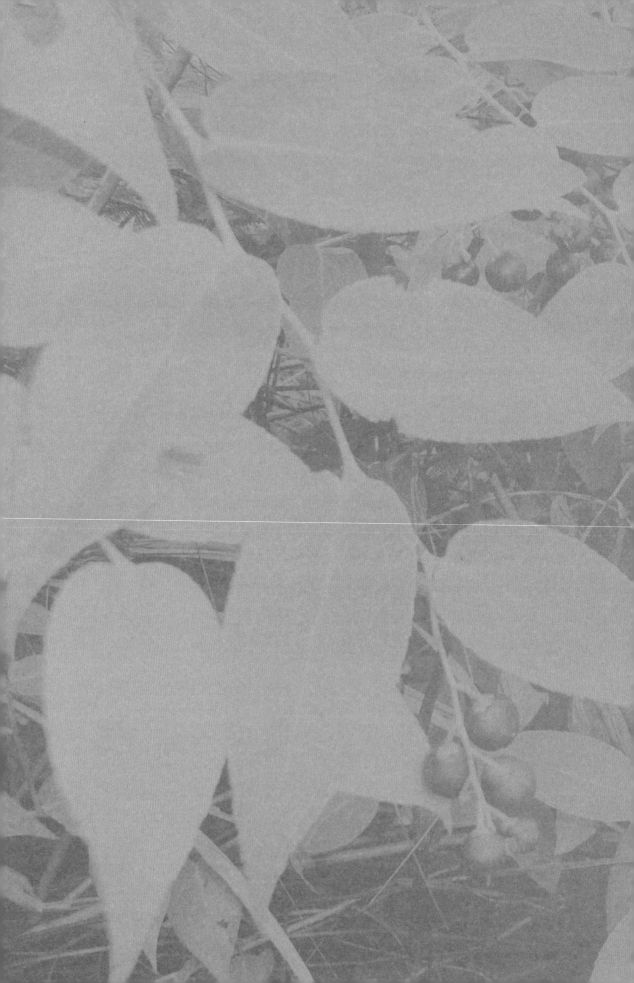

第二章

瑶医方剂学概论

第一节　瑶医方剂学简史

古代瑶族先民在医疗保健的实践中长期与疾病做斗争，经过不断探索和实践，用药意识不断增强。在用药的过程中，瑶族先民注重药物的选择、配合和调剂，逐渐创造出药物的合剂，即瑶医方药。可见，瑶医方药是瑶族先民利用瑶药发展应用的基本形式。大量疗效确切的单方、验方在瑶族地区作为主要的治疗方药，为瑶族人民战胜疾病，恢复健康发挥了积极的作用，至今仍是瑶族人民防病治病的重要选择。

一、先秦至南北朝时期

瑶医临症用药大多是当地特产的草药。早在先秦时期的《山海经》和《神农本草经》中就有不少瑶族地区药材和用药经验的记载。《晋书》卷七十二《葛洪传》中记载了葛洪广泛搜集和整理岭南各种民间方药，写成了《肘后备急方》《抱朴子》等医书。这些著作除反映晋代以前的医学成就外，还记载了大量瑶族地区的瑶药。其中部分瑶药疗效确切，随着民族间交往、交流的增加而传入中原地区，后来为中医所吸纳，成为今天中药的重要组成部分。

从先秦到魏晋南北朝时期，少量散在的史料记载了部分瑶族先民使用的瑶药。这一时期的瑶医方药处于萌芽状态，多数是单方，或仅由一两味药组成，十分简单。

二、唐宋时期

唐宋时期，瑶医方药的发展取得了巨大进步。瑶医认为，将两种或两种以上的药物组成复方加以利用，可以增强作用、提高疗效，并减轻药物的不良反应和毒性。

《广西通志·医疗卫生志》中记载了唐宋时期的地方官员，针对居民有病不求医的风俗，收集医药验方，著书立说、刻石建碑，倡导用医药防病治病。例如，唐代文学家柳宗元因政治原因被贬为柳州司马，到任后提倡医学，并亲自采药、种药、制药，收集当地的良方、验方，编成《柳州救三死方》并在岭南地区广为流传。除柳宗元外，唐代医家孙思邈在其《千金要方》中记载了不少广西治风和治蛊毒的方药。唐代《新修本草》也收载了不少瑶族地区的药物。其后陈藏器主编的《本草拾遗》，更收录了广西民间著名的解毒药陈家白药和甘家白药，这两种药在当时已作为贡品上贡朝廷。

宋太宗时（976～997年），邕州范贵参在宣化县（今张家口市宣化区）石壁刻《疗病方书》，"市药以施治"，以禁淫祀。宋真宗时（998～1022年）广南转运使陈尧叟见广西当地人病后求神不求医，便深入瑶乡民间，搜集治病验方，编成《集验方》，刻石碑于桂林驿（今桂林市）交通要道，供南来北往百姓抄录治病。

唐宋时期，药物知识及医疗经验的不断积累，为瑶医方道的形成奠定了基础。唐宋时期的大量中医典籍收入部分岭南地区瑶医解毒、治瘴气的方药，说明瑶药和瑶方在这一时期得到延续和发展。

瑶族医药以草木为主，瑶族人民服用砂仁以除瘴消暑助消化。宋代苏颂在《图经本草》中称：砂仁"今唯岭南山泽间有之"。被称为"瑶家一宝"的灵香草，多见于宋代典著之中。沈括《梦溪笔谈》中指出，灵香草"唐人谓之铃铃香，亦谓之铃子香"。周去非的《岭外代答》则记载了灵香草的产地、生产条件、炮制方法及销路，"瑶峒及静江、融州（今融安县）、象州，凡深山木阴湿汝之地，皆可种也"。种植的灵香草"熏以烟火而干之"，然后运往山外出售。瑶族先民除用灵香草作香料、驱虫、驱蚊外，还与其他药物合用，治疗感冒、发热、腹痛、腹泻、头痛、腰痛等疾病。周密的《齐东野语》中记载："瑶女数十，歌啸山谷，以寻药挑菜为事。"可见在宋代瑶医方药已逐渐普及。

三、明清时期

瑶方和瑶药的发展，一直是相辅相成的。明清时期的文献资料，对于瑶药、瑶方的记载散在于部分府志、县志、村志等地方文献中，既有专病专方，也有瑶乡民间验方，还有时下验方。

除地方志之外，明清时期的一些医药著作也包含有部分瑶医、瑶药、瑶方的内容。如晋代嵇含的《南方草木状》中就记载有瑶药："吉利草，其茎如金钗股，形类石斛，根类芍药。交广俚俗多畜蛊毒，惟此草解之极验。吴黄武中，江夏李俣以罪徙合浦，始入境遇毒，其奴吉利者，偶得是草与俣服，遂解。吉利即遁去，不知所之。俣因济人不知其数，遂以吉利为名。"

四、近现代时期

1934年，庞新民对两广瑶族地区进行了深入的调查和研究，在其《两广瑶山调查》中记载有部分草药。从名称上能看出，一些药材主要产自瑶族地区，如"瑶山十大功劳""大瑶山蜘蛛抱蛋""瑶山金耳环"。瑶族地区还有一种特有药材——千金草，别名为马尾千金。瑶族先民对千金草的种植、采收、加工及使用都有丰富的经验。由于它生长缓慢，且大多数寄生在高大的古树枝丫之上，寻找采集极其困难，因而价格十分昂贵。

中华人民共和国成立后，中国实行民族平等政策，使得长期处于漂泊状态的瑶族获得了新生，瑶族地区的政治、经济、文化面貌焕然一新。一些少数民族社会历史调查资料、文献、著作，均从不同角度反映了瑶医、瑶药、瑶方的发展状况。从20世纪50年代国家组织的"少数民族社会历史调查"到20世纪80年代的国际瑶族研究会的成立，瑶族医药的研究和交流在不断地发展。瑶医学已迈出可喜的一步，相继有《广西瑶族医药调查研究》《瑶医效方选编》《瑶药选编》《中国民族药志》《广西民族药简编》等著作的出版，也有其他相关瑶医药调查报告和论文的发表。瑶医在内、外、妇、儿、五官、神经以及皮肤等科拥有的大量效验方，在病因、病理、生理、预防、治疗等方面也有较深刻的认识和贡献。

由覃迅云、李彤主编的《中国瑶医学》，收集瑶医药方2000余首，按内、外、妇、儿分科列方，为瑶医方剂学的发展奠定了基础。

由李彤等主编的《实用瑶医药学》是瑶医药的一部切合临床需要的著作，按照内、外、妇、儿、骨伤、泌尿、男科、皮肤、五官、瘟疫、肿瘤等分类，共载瑶方1000余首，该书从实用角度出发，按病类方，选方实用便捷，切合临床。

广西民族医药研究所对瑶医、瑶药的发掘、整理和研究工作在不断地加强。瑶医在长期的医疗实践，以及与各民族医药的交流中，不断得到丰富和发展，一些确有疗效的瑶医验方开始得到临床验证。瑶医验方的药理药化研究工作不断深入。瑶族医药已由原始经验医药的积累与流传转向实验医药的纵深发展，逐步形成了具有本民族特色的瑶医方道。

第二节　瑶医方剂学特点

　　瑶医用药十分丰富，据调查，所用品种达 1236 种。最常用的是"五虎""九牛""十八钻""七十二风"等 104 种。瑶医对于药物的分类有其独特的民族特点，对具体某一种药，除按其性分为温、热、寒、凉、平外，还按药物功效分为风类药、打类药、风打相兼药。瑶医将白背风、四方藤、半边风、血藤、金银花藤、鸭脚木、九龙藤、麻骨风、小发散、大发散等，凡能够祛风活血、补气补血的药归为风类药。临床上风类药的使用较安全，它的毒副作用相对较小，大部分药可用于老人、儿童或孕产妇。瑶医将杉树、桃树、松树、青蒿、尖尾风、韭菜、田七、鸟不站、透骨消等有破散作用的药物归为打类药。临床上这类药物应用过量易伤身体，孕产妇及经期妇女禁用，妇女、儿童及老人应慎用。瑶医在审证组方上，除对症之外，还根据患者的性别、年龄、体质，季节，气候等情况，或选用风类药，或选用打类药，或两者搭配，从而最大限度避免药物的毒副作用。

瑶医在遣方用药上，以辨病论治和对因治疗为主，也讲究辨证和辨症论治。如针对瘴疾，选用青蒿、槟榔、薏苡仁等药物；针对痧病，选用救必应、金银花、板蓝根、三叉苦、山芝麻、黄皮果等药物；针对瘀病，选用田七、桃仁、赤芍、苏木等药物；针对疮肿，选用大青叶、蒲公英、地丁、七叶莲、两面针等药物。在对因治疗的基础上，针对不同的兼症，再结合对症治疗的药物，如外感热毒痧症，咽痛甚者可加毛冬青、鱼腥草、穿心莲、玉叶金花之类，咳甚加瓜蒌根、十大功劳、百部、穿破石之类。

瑶医用药形式多种多样，如煎剂、膏剂、散剂、丸剂、酒剂、鲜药、搽剂、外敷剂、滴耳（眼）剂、烟熏剂、熏洗剂、沐浴剂、食疗剂、佩挂剂等。

在千百年的临床实践中，瑶医药积累了大量的单方、复方、秘方、验方。这些瑶医方药，一部分是专病专方，一部分是根据瑶医的基础理论指导而灵活组方选用。瑶医的治疗原则是调气、解毒、补虚，治法大体可分为外治法和内治法两类。强调及时治疗，重视预防。

在治疗上，瑶医十分强调祛毒或解毒，既重视内治，也重视外治。瑶医用药比较简便，贵在精专，组方一般不超过五味。

对于以虚为主要表现的病症，瑶医治疗以补虚为主，并主张多用动物药。如妇女虚冷无子者，可以山羊肉、鸽子肉、益母草、黑豆等作为食疗方；对阴伤干咳者，可用猪肉、老母鸭、莲藕作为食疗方。瑶族地区动物药十分丰富，因而运用血肉有情之品以补虚是瑶医用药的特点之一。

在治疗上，瑶医强调以辨病为主，因此大量使用专病专方。现已收集的数千个瑶医专病专方，已广泛应用于瑶医临床各科，有的确实具有十分显著的疗效。从历史上著名的陈家白药、甘家白药，到现代广泛应用的百年乐、大力神、三金片、鸡骨草丸等成药，都是在验方、秘方的基础上研制而成。其他如胃病用山白虎胆、一支箭、过江龙、金不换；痨病用不出林、铁包金、石油茶、穿破石、黑吹风；红白痢用凤尾草、地桃花、金银花藤；骨折用天青地红、小叶榕、七叶莲、泽兰、接骨草、铁板栏、两面针等。

中华人民共和国成立以来，在党和国家政策的扶持和关怀下，中国的医药卫生事业不断发展，对于瑶医、瑶药、瑶方的研究更是不断增加；同时，对于瑶方的治法、治则、组方原理、配伍规律和复方效用的研究，也陆续开展了现代的实验研究。对瑶药组方理论的研究也逐渐深入，瑶方的应用范围不断扩大。不同的瑶方制剂也开始得到应用，瑶医、瑶药、瑶方的研究取得了长足的进步。随着对瑶医药的全面整理和研究，瑶医方药中的独特优势将会进一步得到发挥，并为人类的健康事业做出新的贡献。

第三节 瑶药常用剂型、剂量、用法

一、瑶药常用剂型

在药物制剂方面，瑶医常用的应用形式有煎剂、丹剂、膏剂、散剂、丸剂、酒剂、鲜药、搽剂、外敷剂、滴耳（眼）剂、烟熏剂、熏洗剂、沐浴剂、食疗剂、佩挂剂等。

二、瑶医常用药物剂量

剂量是指每味药成人的一日用量，也指在方剂中药与药之间的比较分量，即相对剂量。一般而言，非毒性药物单用的用量可较大，而在复方中的用量略小；主要药物用量较大，辅助性药物用量较小。药材的计量单位，一般包括重量单位（如市制的两、钱、分、厘和公制的克、毫克）、数量单位（如枚、粒、片、个等）、容量单位（如合、匙、升、毫升）和长度单位（如尺、寸）等。大多数药物的剂量以重量表示。现在我国对中药生药的计量采用公制，即克、毫克。

瑶药的内服常用剂量为 5 ～ 15 g，外用适量。药物用量随病情、患者体质、药物配伍、药物剂型、药物性质及地区和季节的不同而相应变化。

（一）药材的性质不同，剂量不同

一般来说，优质药材药力充足，用量不宜过大；质量较次的药材药力不足，用量可稍大。质轻的花叶类药材，如金银花、盘王茶等，用量宜轻；质重的金石、贝壳类药材，如明矾、石膏等，用量宜重。药性平和的药物，如白九牛、紫九牛、白钻、地钻等，用量可稍大；药性较强的药物，如天钻、铁钻、入骨风等，用量宜小。新采的鲜药，用量宜大；干药用量宜小，如九层风干品，用量为 15 ～ 30 g，鲜品用量加倍为 30 ～ 60 g；毒性药及烈性药，如五虎类，用量过多易产生副作用，甚至中毒，应严格控制用量。

（二）病情不同，剂量不同

药物的剂量应与疾病的发展阶段相适应，既不能病轻药重，也不能病重药轻，应做到药病相符。如果病势轻浅而药力猛、用量过大，则易损耗正气；病势重而药力弱、药量轻，则治疗效果不佳。适宜的药物剂量是提高临床疗效的重要保证。

（三）不同配伍、剂型的药物，目的不同，剂量不同

单味药应用，剂量宜重；多味药相互配伍使用，剂量宜轻。汤剂中的用量应比散剂、丸剂重。在同一处方中，主药用量一般比配药用量重。主药治疗主症，起主要治疗作用，配药配合主药发挥疗效或治疗兼症，因此，主药用量重，配药用量轻。如白九牛在配方中一般用量为 20 g，单用可达 50 g，水煎服，用于治疗各种疼痛，药效可持续 4 小时以上。

（四）患者体质不同，剂量不同

体质有强弱，年龄有老幼，体重有轻重，这些个体的差异对药物的耐受程度各有差异。使用打类药时，患者平素体质强的用量宜稍重，体质弱的用量宜轻。

老人和儿童用量应少于壮年人，5岁以下小儿的用量通常为成人用量的1/4，5～6岁儿童的用量可按成人量减半使用。体重较重的，用药剂量也较大。久病者用药剂量应低于新病者的剂量。老人及身体极度虚弱者在应用补益之品时，要注意开始剂量宜小，尔后剂量逐渐加大，最终确定一个较大的剂量，以防止药力过大患者无法受补。

（五）地区、季节不同，剂量不同

我国南方地区温暖潮湿，温热滋腻之品用量不宜过大；北方地区寒冷干燥，寒凉香燥之品用量宜轻。夏秋气候炎热，易于出汗，发汗之品用量不宜重；冬春气候寒冷，不易出汗，发汗之品的剂量可以适当增加。

三、常用方法

（一）使用方法

瑶药一般通过内服和外用两种途径来治疗疾病，常用的内服和外用方法有煎煮法、炖蒸法、磨汁法、酒泡法、碾末法、烧灰法、鲜生含服法、外敷法、外洗法、熏洗法、调搽（敷）法、坐浴法、含漱法、脐药法、握药法、佩挂法等。

（二）口服药方法

口服是临床用药的主要给药途径。口服给药的效果，不仅受到药物剂型等因素的影响，还与服药时间、服药量及药物的冷热服法等有关。方剂的服法包括服药时间和服药方法。服法的恰当与否，对疗效有一定影响，应予以重视。煎剂的服药方法一般是每日1剂，将头煎、二煎药液合并，分2～3次服，对于急病、重病者，则1次顿服。如果病情严重，亦可每日2剂以加强疗效。汤剂一般宜温服，治伤风类药更要热服，使其出汗；有时需要冷服，如热甚烦躁者。而剧烈呕吐时宜先服少许姜汁，或用鲜生姜擦舌，或嚼少许陈皮，然后再服汤药，宜少量频饮冷服。

1. 服药时间

适时服药也是合理用药的重要体现，具体服药时间应根据患者的胃肠状况、病情需要及药物特性来确定。

清晨空腹时，因胃及十二指肠内没有食物，所服药物可避免与食物混合，而能迅速进入肠道，充分发挥药效。峻下逐水药晨起空腹时服，不仅有利于药物迅速发挥作用，而且可以避免患者夜间频频起床而影响睡眠。

驱虫药、攻下药及其他治疗胃肠道疾病的药物宜饭前服用。因饭前服用有利于药物的消化吸收，多数药宜饭前服用。饭后，胃中存有较多食物，若此时服药，药物与食物混合，可减轻其对胃肠的刺激。因此，对胃肠道有刺激的药宜饭后服用。消食药也应饭后服用，以利于充分发挥药效。一般药物，无论饭前还是饭后服用，服药与进食都应间隔 1 小时左右，以免影响药物与食物的消化吸收，影响药效的发挥。治疗胃火衰退症的药物，必须在进餐过程中服用，即先吃半餐后服药，再用餐，可起到开胃作用。

此外，为了使药物能充分发挥作用，有的药还应在特定的时间服用。如镇静药或配有毒麻药物的药方，必须于夜间临睡前 30 ～ 60 分钟服用；润肠通便药也应该在睡前服用，以便翌日清晨排便；对于中毒等急症患者，不管进食与否，应数次给药，频频服用；截疟药应在疟疾发作前 2 小时服药。

2. 服药量

一般疾病服药，多采用每日 1 剂，每剂分 2 次或 3 次服。病情急重者，可每隔 4 小时左右服药一次，昼夜不停，使药力持续。应用发汗药、泻下药时，如药力较强，服药应适可而止。一般以得汗、得下为度，不必尽剂，以免汗、下太过，损伤人体正气。呕吐的病人服药宜小量频服。小剂量的药物对胃的刺激小，不致药入即吐；频服才能保证一定的服药量。

3. 药物的冷热服法

临床用药时，药物的冷热服法应具体分析，区别对待。一般汤药，多宜温服；对于丸、散等固体药剂，除特别规定外，一般都宜用温开水送服。

第四节 部分瑶药剂型制备方法

本节以瑶医常用的膏、丹、丸、散制剂为例，简单介绍部分瑶药制剂的制作方法。

一、黑膏药的制备

（一）基质

植物油应选用质地纯净、沸点低、熬炼时泡沫少、制成品软化点及黏着力适当的植物油。以麻油最好，棉籽油、豆油、菜油、花生油等亦可应用，但炼制时易产生泡沫。

（二）制备

工艺流程：提取药料 → 炼油 → 下丹 → 祛火毒 → 摊涂药膏。

二、丹药的制备

丹药传统的制备方法有升法、降法和半升半降法，现也可采用研磨法或化学合成法制备。

工艺流程：配料 → 坐胎 → 封口 → 烧炼 → 收丹 → 祛火毒。

三、水丸的制备

（一）含义与特点

水丸，又称"水泛丸"，系指药材细粉以水或根据处方用黄酒、稀药汁、糖液等为赋形剂经泛制而成的丸剂。

特点：一是体积小，表面致密光滑，便于吞服，不易吸潮；二是可根据药物性质分层泛丸，从而掩盖药物的不良气味，提高芳香挥发性成分的稳定性；三是易溶散，显效较快；四是生产设备简单，但操作较烦琐；五是药物含量的均匀性及溶散不易控制。

（二）赋形剂

水丸的赋形剂有水、酒、醋、药汁。

（三）制备

工艺流程：原料的准备 → 起模 → 泛制成型 → 盖面 → 干燥 → 选丸 → 包衣 → 打光 → 质量检查 → 包装储存。

四、散剂的制备

工艺流程：粉碎与筛分 → 混合 → 分剂量 → 质检 → 包装储存。

第五节 用药禁忌

　　瑶药的用药禁忌除药物配伍禁忌外，还有妊娠用药禁忌和服药时饮食禁忌。为了安全用药，确保疗效，必须重视用药禁忌问题。

一、妊娠用药禁忌

　　妊娠妇女对药物有特殊的要求，如某些药物有堕胎的副作用，故妊娠妇女当禁用。按照药物副作用的大小，可分为禁用与慎用两类。如过路先锋、三叶木通、小罗伞等药物大多毒性较强或药性猛烈，属禁用药物；过江龙、土牛七、飞龙掌血等为祛瘀通经、行气破滞及辛热滑利之品，属慎用药物。禁用的药物，绝对不可使用；慎用的药物，可以根据病情，斟酌使用。

二、服药时饮食禁忌

　　为了确保药物疗效的发挥，服药期间不宜服用某些食物，称为"服药时饮食禁忌"，也就是通常所说的忌口。一般来说，在服药期间应忌食生冷、油腻、辛辣、不易消化及有特殊刺激性的食物。如寒性病不宜食用生冷食物，热性病忌食辛辣、油腻食物，疮、疡等皮肤病忌食鱼、虾、蟹等腥发食品及刺激性食物。

第六节　瑶医方剂基本理论

一、组方基本理论

（一）瑶药方剂组方理论

瑶药方剂的组方理论独具一格。首先，瑶医以盈亏理论指导临床诊断及用药，组方时根据药物的特性和瑶医的组方原则，将主药、配药、引路药相互结合，使之更好地发挥治疗疾病的作用。瑶药方剂的组成，虽有主药、配药、引路药的不同，但在具体应用时，可根据不同病症、不同病情，合理运用，不必样样俱全。瑶药方剂中的主药是必不可少的。其次，瑶医的处方简而精，用药灵活。例如，瑶医常以动物之间的相克关系来指导用药，如观察到蜈蚣怕公鸡，就以公鸡的唾液来治疗蜈蚣咬伤。在瑶医治病处方中类似的例子很多，他们把深奥的医学原理形象化，并与生活结合起来，以便记忆、传授及使用。

（二）瑶药方剂组方特点

瑶族用药，基本上采用瑶山盛产的动植物药，药物以鲜用为主，部分经特殊炮制后使用。瑶医用药品种总计达千余种，掌握并经常使用的品种有 200～300 种。瑶医根据三元和谐、万物消长、盈亏平衡等理论及"祛因为要""风亏打盈"等治疗原则和临床实践经验，按药物特点，将其分为风类药、打类药和风打相兼药。瑶医在诊疗中按需选择适合的瑶药，组方简便廉验、运用灵活。因此，瑶药方剂的组方具有以下几个特点：

1. 组方简单有效

瑶医在临床治疗的过程中，运用药物组方力求简单有效。很多方剂只有一味药，如瑶医用单味药——八角茴香 6 g，或鹅不食草 30 g，捣烂后敷患处，治疗狂犬咬伤。在治疗乳疮及乳痈时常用百花丹、五爪风、穿破石、鬼针草等单味药捣烂，局部外敷即可达到消肿止痛的目的。这种方法可避免过度用药带来的不良反应，在临床应用中也收到较好的效果。

2. 药量机动灵活

瑶医学治病组方过程中，要根据疾病的不同、症状的缓急、年龄的老幼等情况进行组方，如在治疗风湿病或经闭的方剂中，槟榔钻用到 30 g；但是在治疗急性阑尾炎的组方中，槟榔钻的用量可达到 60 g，两个方剂中槟榔钻都为主药，但是用量却相差很大。从组方中主药的用量我们可以看出，瑶医组方非常灵活，可根据病情的轻重缓急来对症下药。如在治疗急性阑尾炎的方剂中，槟榔钻用到了 60 g，其目的就是要突出主药的活血、行气、止痛等作用，通过药物达到化瘀止痛的目的，使疾病得到理想的治疗效果。在治疗贫血时，大血藤可以用到 150 g，效果较为显著，且未见不良反应。这也符合中医理论中的辨证施治的原则，针对重症使用大剂量的药物，恰到好处地达到治疗疾病的效果。

瑶医临床组方灵活，方剂精而小，轻症用量较小或仅用单味药，重症则多味药联合应用。根据病情变化，随时变换方中的药物组成及用量。疾病发展到不同的阶段，药物的剂量应与病情相适应，既不能药轻病重，也不能药重病轻，而应做到药病相符。凡病势沉重而药力弱、药量轻，则效果不佳；病势轻浅而药力猛、药量大，则易损耗正气。因此，组方中药物剂量适宜，是提高临床疗效的关键。

3. 常用生鲜药物

瑶医在临床用药过程中，常常应用毒性小或无毒生鲜药物，即病即采，经口嚼或挤汁，将生药原汁直接内服或捣烂外敷或煎汤服用。这是由于瑶族人民长期活动在山区，药物丰富，采集方便，且都是新鲜的野生状态。瑶医认为药物生用气宏力猛，药味精当，收效迅速，更能得到较理想的治疗效果。

4. 疼痛病症多用藤茎类药物

瑶医用药的另一个特点是，在治疗风湿及疼痛病症的组方过程中，多用藤茎类药物。瑶医认为，藤茎类药物性善走窜，活血止痛的功效较明显，其中以五味子科的植物藤茎入药较多。

5. 药物多与动物的骨、肉同时炖服

药物配方中多与动物的骨、肉同时炖服，这是瑶医临床用药的另一特点。由此也可看出，瑶医非常重视饮食疗法，认为此法经济实惠，简便易行，安全可靠。如用大蒜头 2～3 瓣捣烂，加适量片糖冲甜酒，治疗上吐下泻；用柑橘榨汁加入蜂蜜治疗哮喘；荞麦、三七、鳝鱼煮食治肺痈吐脓血；胡椒、乌龟肉、猪肚共炖治虚寒胃痛等。用现代医学的观点解释，这可能是因为加入动物的骨、肉炖服可增加药物脂溶性成分的浸出，提高了有效成分的利用，从而保证了配方的临床效果。

6. 外用药多酒、醋为引经药物

瑶医在外用药的使用中，很多配方都是将药物与米双酒共浸，或用米双酒共同炒热后局部外敷。对于风湿骨痛和大多数外伤类疾病，都可获得较好的治疗效果。酒类溶剂对药物的有效成分具有较好的溶解作用，同时也具有活血化瘀的功效。对于皮肤疾病，在组方的过程中，多数先将药物用米醋进行浸泡再局部外用，对于皮炎类疾病疗效比较好。用现代医学的观点解释，这可能是醋为酸性，有助于碱性成分的浸出，对病变局部起到了较好的治疗作用。

7. 用药注重人的体质和年龄

瑶医组方强调根据病人体质的不同，选用不同的方剂。如使用打类药时，平素体质较强者用量宜稍重，体质弱者用量宜轻；老年和儿童用量应小于壮年人；小儿 5 岁以下通常只用成人量的 1/4；5～6 岁儿童可按成人量减半使用；体重

较重者，用药剂量可增加；久病者用药剂量应低于新病者的剂量。老人及身体极度虚弱者在应用补益之品时，始用剂量宜轻，后逐渐增加，最终确定一个较佳的剂量，避免药力过大而产生严重的不适感，影响疾病的治疗。

8. 养生保健方剂丰富

瑶医组方的另一个特点，是用于保健防病的方剂较多，很多经验组方都是在生活实践中取得的。瑶医历来就有传统的药浴习惯，每逢春季即进行药浴，其组方简单易行，通过药浴可以防病已被大量的实践所证实。例如，瑶医以灯盏菜 1 味药予孕妇在产前服用，孕妇无不良反应，且产出婴儿健壮。此外，根据瑶族的传统习惯，小儿出生后即服用"开口水"，处方简单，安全实用，可以达到排胎毒、防疾病的作用，服用后的小儿身体健壮，均无患皮肤疾病。

上述瑶医用药组方的特点，都是瑶族劳动人民在生活实践中的经验总结，其用药方法很多，用药途径独特，在防病治病方面起到了重要的作用。

二、方剂的配伍目的与意义

从瑶药的发展史来看，在医药萌芽时期，瑶医治疗疾病一般都是采用单味药的形式。随着人们对药性特点的不断明确，对疾病认识的逐渐深入，用药也由简到繁出现了多种药物配合应用，并逐步形成了配伍用药的规律，从而既照顾到复杂病情，又增强了药物原有的功效，更能调和偏胜，减少毒副作用。因此，掌握瑶药配伍规律对指导临床用药意义重大。"用药有利有弊，用方有利无弊"，从总体而言，遣药组方目的不外增效、减毒两个方面，通过合理的药物配伍，调其偏性，制其毒性，增强原有疗效或产生新的功效，消除或缓解药物对人体的不良因素，发挥药物配伍相辅相成的综合作用。通过配伍，可以起到下述作用：

（一）增强药力

相近的药物配伍，能增强治疗作用，这种配伍方法在组方运用中较为普遍。

（二）产生协同作用

药物之间在某些方面具有一定的协同作用，常相互需求而增强某种疗效。

（三）控制多功用单味中药的发挥方向

单味药的功用发挥往往受复方中包括配伍环境在内的诸多因素所控制。通过配伍，可以控制药物功用的发挥方向，从而减少临床运用方药的随意性。

（四）扩大治疗范围，适应复杂病情

在临床上通过随症配伍，可以使基础方剂不断扩大治疗范围。

（五）控制药物的毒副作用

通过配伍控制毒副作用，主要反映在两个方面：一是一种药物能减轻另一种药物的毒副作用；二是多味功用相近的药物同时配伍的运用，这种方式既可利用相近功用药物的协同作用，又能有效减轻毒副作用的发生。

三、方剂的基本结构

瑶医在临床实践中不断总结经验，形成了独特的配伍方法，即主药、配药、引路药的组方形式。主药是针对主要病症起主要治疗作用的药物，合理选择主药是瑶医对因治疗、辨病论治的重点。配药一是针对兼症起治疗作用，二是帮助主药加强治疗主病的作用，三是缓和方中药物的偏性，制约某些药物的毒性或烈性。引路药可引导方中药物达到病变部位，使方剂能发挥最大功效。

瑶医方剂中决定主药、配药、引路药的依据，主要是药物在方中所起作用的主次地位。但在遣药组方时并没有固定的模式，并非主药、配药、引路药都必须具备，也不是每味药只任一职。每一方剂的具体药味多少，以及配药、引路药是否选用，全视具体病症、病情及治疗要求的不同，以及所选药物的功能来决定。但是，任何方剂组成中，主药都不可或缺。一般来说，主药的药味较少，且其用量比配药、引路药要大，这与中医对组方基本结构的要求是一致的。组方时重点应考虑配伍用药的合理性，使之更好地发挥整体效果。

四、方剂的变化形式

方剂的组成虽有一定的原则，但也有很大的灵活性。临证运用成方时，应根据病人的具体病情、体质状况、年龄大小等差异予以灵活加减，通过变化来适应具体病情的需要。方剂的变化主要有以下形式：

（一）药味加减的变化

药物是方剂的主要组成部分，当方剂中的药物增加或减少时，必然会使方剂的功用和应用范围发生变化。这是在主症未变的情况下，随着次要症状的出现及兼症的不同而加减变化的方法，通过增减方中辅助的药物，使之更加适合变化的病情需要。此外，增减方中的药味，改变方中的主要配伍关系，可以改变其主要功用，适用范围也随之改变。如果方剂中增加或减少1～2味药，适应证就会有所不同，往往直接影响该方的主要作用。但在组方加减时，一定要注意所治病证的病机、主证都应与原方基本相符，否则是不相宜的。还有一点，即对方剂加减时，不可减去主药，否则就不是某方加减，而是另组新方了。

（二）药量增减的变化

药量增减的变化，指的是药味不变，仅通过改变药物的用量，使方剂作用的主次位置相互转化，适用范围也就有所区别。此外，药物的用量直接决定了药力的大小，药物用量的增减能更好地适应不同患者的个体差异，如年龄大小、病情轻重、体质强弱等。

（三）剂型的变化

同一首方剂可根据病情的需要和药物特点制备成不同的剂型。不同剂型其生物利用度及药效有所不同，因此在临床应用时，应正确选择剂型，制定合理给药方案，以提高临床疗效。一般来说，煎剂的生物利用度高，药效发挥迅速，适用于病情危重者；丸剂药效缓慢，便于携带，适用于病情缓慢者。

五、瑶医方剂的分类

瑶医方剂的分类，有病症分类法、主方分类法、功用分类法、综合分类法等。

（一）病症分类法

按病症分类包括按内、外、妇、儿、五官等临床分科，还包括以脏腑病症、病因等来分类方剂的方法。此种分类方法，便于临床以病索方。

（二）主方分类法

方剂，冠以主方，用以归纳其他同类方剂。这种分类方法，对归纳病机、治法共性的类方研究具有较好的作用。

（三）功用（治法）分类法

方剂的功用与其所体现的治法是一致的，故以治法分类方剂的方法是常用的分类法，以法统方正是对治法分类方剂的理论总结。

（四）综合分类法

综合分类法既能体现以法统方，又能结合方剂功用和证治病因，并照顾到治有专科。这种分类法，概念清楚，提纲挈领，切合临床，照顾面广，被临床所推崇。

六、配伍原则

（一）主药

针对主病或主要症状，在治疗过程中起主要作用的药物，称为主药。主药往往剂量最大，药力最猛，在处方中不可或缺，相当于中医方剂中的君药。

（二）配药

针对次要疾病或次要症状，或在治疗过程中辅助主药以加强治疗主病或主要症状作用的药物，称为配药。配药在处方中剂量一般小于主药。配药相当于中医方剂中的臣药、佐药。

（三）引路药

引导主药、配药到达病变部位，使其集中在患部以发挥最大功效的药物，用量一般较轻。引路药相当于中医方剂中的使药。

七、配伍禁忌

药物在治疗过程中，出于适应病情的需要，由单味药发展到复方，这就涉及药物之间的配合使用问题。瑶医先圣在长期的医疗实践中，逐步认识到各种药物在配合应用时，能发生复杂的变化，例如有些药物与其他药物相互配合后能增强疗效；有些药物单独使用时效果佳，与其他药物配合后疗效降低；有些药物配合他药能抑制或消除自身毒性和烈性；有些药物配合使用可产生有害的毒副作用。这与中药的七情，即单行、相须、相使、相畏、相恶、相反、相杀，十分相似，说明各民族在各自的医疗实践中使用的药物虽然有所不同，但所观察到的药物之间相互反应的现象却大同小异。

当然，各民族所总结出的用药经验又不可避免地带有本民族的鲜明特色，瑶族医学也不例外。药物的配伍禁忌，是否有其相反相成的道理？相反的药物到底能否同用？从目前的科学实验研究来看，尚未得出确切的结论。因此，配伍用药仍当注意用药禁忌、谨慎使用反药。

相反指两种药物组合后产生毒性或副作用，属于配伍禁忌，原则上应避免使用。以下为民间应用草药经验的歌谣：

草药三十六反歌

草药相反须得讲，红黑二九血贯肠。

麦子七治晕咳痰，相反就是铁扁担。

冷水七治色劳伤，相反就是鸦子七。

铁撬黑虎二香九，大反肿痛半边莲。

铁撬牛尾身骨痛，大反蜂子痛又冲。

海螺七与八角莲，八瓜相反喉闭咽。

血见愁与三炷香，大降龙草治蛇伤。

黑虎七同扁担七，大反色劳羊角七。

红绿二南星相用，相反乃是无娘藤。

祛痹乌头生二乌，相反四叶和珍珠。

白龙过江金不换，相反岩蜂九龙盘。

马齿苋与顶天柱，相反梅候和皇珠。

此赋言明三十六反，切忌使药仔细详。

　　此歌谣是民间应用草药经验的总结，对指导用药有很重要的意义。其中，麦子七、冷水七、鸦子七、铁撬黑虎、铁撬牛尾、海螺七、黑虎七、羊角七等品种来源不清，值得考究。

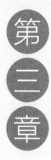

第二章

老班药及配方

扫码收听

第一节　虎类药

<table>
<tr><td rowspan="2">上山虎</td><td>【别名】崖花海桐、来了亮、五月上树风。</td></tr>
<tr><td>【来源】本品为海桐花科植物少花海桐 Pittosporum pauciflorum Hook. et Arn. 的干燥茎枝。</td></tr>
</table>

【植物形态】

常绿灌木或乔木，高1～6 m，小枝近轮生，无毛。单叶互生，近集生于枝顶，叶片倒卵状披针形，长5～10 cm，宽2.5～4.5 cm，顶端长渐尖或短尖，基部楔形，边全缘，波状。伞房花序顶生，有花1～12朵；花5数，淡黄白色，萼片长约2 mm，花瓣长8～10 mm；子房上位，密生短毛。蒴果呈圆球形或三角状球形，长

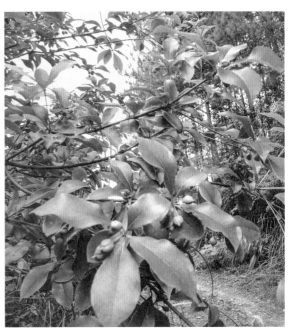

上山虎
Faaux gemh ndomh maauh（否更懂卯）

约 1.5 cm，果柄长 2～4 cm，种子暗红色。花期夏季，果期秋季。

【采集加工】

全年均可采收，除去杂质，洗净泥土，润透，切段或片，晒干。

【性味与归属】

中医：甘、苦、辛，凉。归肾经。

瑶医：辛、苦，温。有小毒。属打类药。

【功能与主治】

中医：祛风活络，散寒止痛，镇静。用于治疗腰腿疼痛、牙痛、胃痛、神经衰弱、遗精、早泄、毒蛇咬伤。

瑶医：清热解毒，消肿止痛，活血散瘀，杀虫止痒。用于治疗崩闭闷[1]、锥碰江闷[2]、卡西闷[3]、牙闷[4]、更喉闷[5]、桨蛾[6]、播冲[7]、囊暗[8]。

【用法用量】

中医：10～30 g。

瑶医：6～15 g。外用适量。

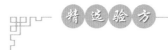

1　腰椎间盘增生或腰椎间盘突出症：

上山虎 50 g　　麻骨风 30 g　　寮刁竹 30 g

山霸王 30 g　　拐子豆 50 g　　红九牛 30 g

骨碎补 50 g　　香鸡兰[9] 30 g　　猛老虎 30 g

入山虎 20 g　　大黄 10 g

以上各药混合研粉，调米醋拌酒加热，外敷患处。

①崩闭闷：瑶医病名。相当于现代医学的风湿痛、类风湿性关节炎。
②锥碰江闷：瑶医病名。相当于现代医学的坐骨神经痛。
③卡西闷：瑶医病名。相当于现代医学的胃脘痛、胃寒痛、胃热痛。
④牙闷：瑶医病名。相当于现代医学的牙痛。
⑤更喉闷：瑶医病名。相当于现代医学的咽喉肿痛。
⑥桨蛾：瑶医病名。相当于现代医学的乳蛾、扁桃体炎。
⑦播冲：瑶医病名。相当于现代医学的跌打损伤。
⑧囊暗：瑶医病名。相当于现代医学的蛇虫咬伤。
⑨香鸡兰：瑶药名。该药的中药名为佩兰。

2 **内伤咳血胸痛：**

上山虎 10 g   红天葵 5 g   猛老虎 10 g

水酒各半煎服。

3 **风湿、类风湿性关节炎：**

上山虎 100 g   入山虎 100 g   猛老虎 80 g   鸭仔风 80 g

过山风 80 g   九节风 80 g

浸药酒外擦患处。

4 **跌打损伤：**

鲜上山虎皮 10 g   活血丹 50 g

共打烂，外敷患处。

下山虎

【别名】白珠树、石灵香。

【来源】本品为杜鹃花科植物滇白珠 *Gaultheria leucocarpa* Bl. Var. *yunnanensis* （Franch.） T. Z. Hsu et R. C. Fang 的干燥地上部分。

【植物形态】

常绿灌木，高达3 m，小枝左右曲折，无毛，红色。单叶互生，卵状长圆形，长7～8 cm，宽3～4 cm，顶端长渐尖，基部微心形或圆形，边有钝齿，略背卷。总状花序腋生，花钟状，5裂，绿白色。蒴果球形，包于肉质宿存萼内，呈浆果状，熟时紫黑色。花期秋季，果期冬季。

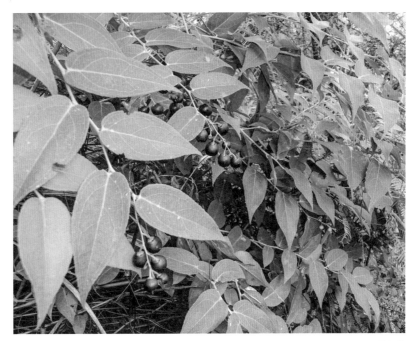

下山虎
Njiecgemh ndomh maauh（也梗懂卯）

【采集加工】

全年可采，切碎，晒干。

【性味与归属】

中医：辛、微苦，凉。归肾、肝经。

瑶医：辛，温。属风打相兼药。

【功能与主治】

中医：祛风除湿，散寒止痛，活血通络，化痰止咳。
用于治疗风湿痹痛、胃寒疼痛、跌打损伤、咳嗽多痰。

瑶医：祛风除湿，舒筋活络，活血祛瘀，止痛，健胃
消食。用于治疗泵卡西众①、卡西闷、就港虷②、崩闭闷、
荣古瓦崩③、也改昧通④、播冲。

【用法用量】

中医：9～15 g。外用适量。

瑶医：6～30 g。外用适量。

注意：孕妇忌服。

①泵卡西众：瑶
医病名。相当于现代
医学的消化不良。

②就港虷：瑶医
病名。相当于现代医
学的急性胃肠炎。

③荣古瓦崩：瑶
医病名。相当于现代
医学的产后风。

④也改昧通：瑶
医病名。相当于现
代医学的大、小便
不通。

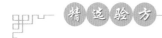

1 产后风：

下山虎 50 g   黑老虎 50 g   一针两嘴 50 g   白九牛 50 g
山苍子根 50 g   小毛篓 30 g   箭杆风 30 g   九节风 50 g
九层风 50 g
水煎适量泡洗。

2 产后风及产后药浴保健：

下山虎 50 g   鸭仔风 100 g   麻骨风 100 g   鹰爪风 100 g
大散骨风 100 g   来角风 50 g   牛耳风 100 g
水煎外洗全身。

3 小儿消化不良：

下山虎 6 g   饿蚂蟥 10 g   黄花倒水莲 10 g   土砂仁 6 g
九层皮 6 g
水煎内服。

4 风湿性关节炎：

下山虎 100 g　　过山风 80 g　　麻骨钻 80 g　　九节风 80 g

上山虎 80 g　　三叉苦 80 g

水煎外洗患处。

5 下肢浮肿：

下山虎 50 g　　见风消 150 g　　九节风 50 g　　土牛膝 50 g

金银花藤 50 g　　活血丹 50 g　　过岗龙 50 g　　上山虎 50 g

当归藤 50 g

水煎至 50 L，泡洗下肢。

入山虎

【别名】入地金、两面针、入地金牛、金牛公、乌不踏。

【来源】本品为芸香科植物毛叶两面针 *Zanthoxylum nitidum* （Roxb.） DC. var.tomentosum Huang 的干燥根和茎。

【植物形态】

常绿木质藤本。茎、枝叶轴背面和小叶中脉两面均有皮刺，但无毛。单数羽状复叶，互生；小叶 5～11 片，对生，卵形、卵状长圆形，长 4～11 cm，宽 2.5～6 cm，顶端短尾尖，基部圆形或宽楔形，边近全线或具微波状齿，无毛，上面有光泽。花单性，白色，花萼、花瓣及雄蕊均 4，伞房状圆锥花序，腋生。果近球形，熟时红色或紫色，表面有细小腺点。花期 3～4 月，果期 9～10 月。

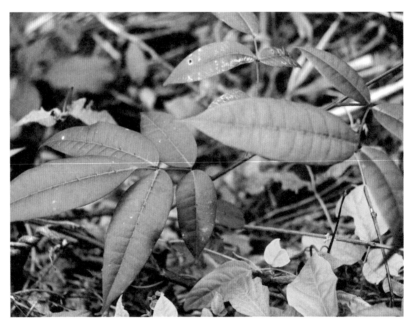

入山虎
Bieqc gemh ndomh maauh（别更懂卵）

【采集加工】

全年均可采收，切段，晒干。

【性味与归属】

中医：苦、辛，微温。有小毒。归肝、心经。

瑶医：辛、苦，温。有小毒。属打类药。

【功能与主治】

中医：行气止痛，活血化瘀，祛风通络。用于治疗跌扑损伤、风湿痹痛、胃痛、牙痛、毒蛇咬伤、烫伤。

瑶医：清热解毒，消肿止痛，活血散瘀，杀虫止痒。用于治疗崩闭闷、锥碰江闷、泵闷[①]、牙闷、更喉闷、浆蛾、播冲、囊暗。

①泵闷：瑶医病名。相当于现代医学的胃痛、腹痛。

【用法用量】

中医：4.5～9 g；研末，1.5～3 g。外用适量。

瑶医：6～15 g。外用适量。

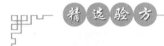

1　胃脘痛：

入山虎 5 g　厚朴 15 g　九层皮 13 g　香附 15 g　黑老虎 15 g
水煎内服。

2　胃痛：

入山虎 10 g　大钻 15 g　野荞麦 10 g　水田七 10 g
慢惊风 10 g
水煎内服。

3　痛经：

入山虎 6 g　血党 10 g　香附子 15 g　茜草根 10 g
益母草 10 g
水煎内服。

4　风湿痹症：

入山虎 10 g　大钻 15 g　九层风 15 g　血风藤 15 g
九节风 15 g　槟榔钻 15 g　走马胎 15 g
水煎内服。

毛老虎

【别名】黄杜鹃、闹羊花、三钱三、一杯倒、一杯醉。

【来源】本品为杜鹃花科植物羊踯躅 *Rhododendron molle*（Bl.）G. Don 的干燥根。

【植物形态】

落叶灌木，高 0.3～1.4 m。单叶互生，长圆形或长圆状披针形，长 6～12 cm，宽 2.4～5 cm，顶端钝或急尖，基部楔形，边全缘，有睫毛，两面被毛。花两性，金黄色。蒴果圆柱状长圆形，被毛。花期 4～5 月，果期 6～7 月。

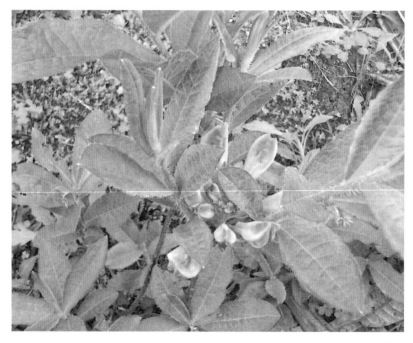

毛老虎
Bei ndomh maauh（杯懂卯）

【采集加工】

秋冬季采挖，除去杂质，洗净，切厚片，干燥。

【性味与归属】

中医：辛，温。有大毒。归肝经。

瑶医：辛，温。有大毒。属打类药。

【功能与主治】

　　中医：祛风除湿，散瘀止痛。用于治疗风寒痹痛、偏头痛、跌打损伤、顽癣。

　　瑶医：祛风除湿，消肿止痛。用于治疗崩闭闷、碰见康[1]、播冲、补癣[2]。

【用法与用量】

　　1～3 g。外用适量。

　　注意：孕妇、儿童忌用。

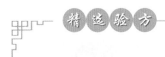

1　无名肿毒：

毛老虎根 30 g　　九节风 50 g　　金银花根 50 g　　蒲公英 50 g

白花蛇舌草 50 g　　假死风 50 g

水煎适量泡洗。

2　跌打损伤及风湿骨痛：

毛老虎 60 g　　鸭仔风 50 g　　入山虎 50 g　　大钻 50 g

槟榔钻 50 g　　四方钻 50 g　　猛老虎 50 g　　山虎 50 g

麻骨钻 50 g　　过山风 50 g

38 度以上白酒 2000 mL 浸泡 7 日后，取药酒外擦患处，日擦 2 次。

猛老虎

【别名】白花丹、一见消、天山娘、白雪花、天槟榔、假茉莉、总管。

【来源】本品为白花丹科植物白花丹 *Plumbago zeylanica* L. 的干燥全草。

【植物形态】

多年生半灌木状草本，高1～3 m。茎枝节上有紫红色环纹，多分枝，绿色，有棱槽，无毛。单叶互生，卵形或卵状长圆形，长4～10 cm，宽3～5 cm，顶端急尖，基部宽楔形，无毛，边全缘，叶柄基部抱茎。穗状花序顶生或腋生，花序轴具腺体：花合生5裂（数），萼管状绿色，具5棱，上有腺毛；花冠高脚碟状，白色或白蓝色。蒴果膜质，花果期9～12月或第二年3月。

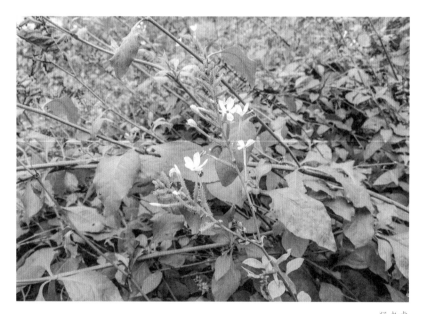

猛老虎
Mongv ndomh maauh（显懂卯）

【采集加工】

全年均可采收，除去杂质，洗净，润透，切段，干燥。

【性味与归属】

中医：辛、苦、涩，温。有毒。归肺、肝经。

瑶医：辛、苦，温。有小毒。属打类药。

【功能与主治】

中医：祛风，散瘀，解毒，杀虫。用于治疗风湿性关节疼痛、慢性肝炎、肝区疼痛、血瘀经闭、跌打损伤、肿毒恶疮、疥癣、肛周脓肿、急性淋巴腺炎、乳腺炎、蜂窝组织炎、瘰疬未溃。

瑶医：散瘀消肿，祛风除湿，消炎止痛，杀虫。用于治疗崩闭闷、篮虷①、篮严②、谷阿强拱③、辣给昧对④、疟椎闷⑤、眸名肿毒⑥、补癣、囊暗、播冲。

【用法用量】

中医：10～15 g。外用适量，水煎外洗，或鲜品捣敷，涂搽患处。

瑶医：6～10 g。外用适量。

①篮虷：瑶医病名。相当于现代医学的肝炎。

②篮严：瑶医病名。相当于现代医学的肝硬化。

③谷阿强拱：瑶医病名。相当于现代医学的小儿疳积。

④辣给昧对：瑶医病名。相当于现代医学的闭经、月经不调。

⑤疟椎闷：瑶医病名。相当于现代医学的乳痈、乳疮、乳腺炎、乳腺增生。

⑥眸名肿毒：瑶医病名。相当于现代医学的无名肿毒、痈疮肿毒。

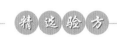

1　肝硬化方一：

猛老虎 20 g（该药用量仅供参考）　　白花蛇舌草 20 g

鸡仔莲 20 g　　五爪风 15 g　　田基黄 15 g　　七叶一枝花 10 g

夏枯草 20 g　　鳖甲 25 g　　白芍 30 g　　茵陈 20 g

水煎内服。

2 肝硬化方二：

猛老虎 6 g　　黄泥草 15 g　　绣花针 10 g　　虎杖 15 g

车前草 15 g　　金钱草 15 g　　五爪风 20 g　　黄花倒水莲 20 g

六月雪 15 g　　白纸扇 15 g

水煎内服。

3 撞红：

猛老虎 30 g（该药用量仅供参考）

鲜品捣烂，温酒冲服。

4 小儿疳积：

鲜叶 3～5 片配瘦肉煮汤。

第二节　牛类药

红九牛	【别名】红杜仲、土杜仲、老鸦嘴、松筋藤、白胶藤。

【来源】本品为夹竹桃科植物红杜仲藤 *Parabarium chunianum* Tsiang、毛杜仲藤 *Parabarium huaitingii* Chun et Tsiang、杜仲藤 *Parabarium micranthum* （A. DC.）Pierre 的干燥树皮。

【植物形态】

常绿木质大藤本，有乳汁，全株密被锈色柔毛。单叶对生，椭圆形或卵状椭圆形，长5～8 cm，宽1.5～3 cm，顶端渐尖，基部楔形，边全缘。聚伞花序近顶生或腋生，花合生，5数，白色或粉红色。蓇葖果双生，圆筒刺刀形；种子顶端有白绢毛。花期4～6月，果期7～12月。

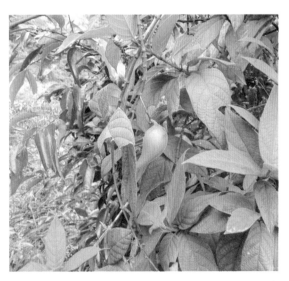

红九牛
Siqv juvo ngungh（使坐翁）

【采集加工】

全年可采，剥取树皮，除去杂质，洗净，润软，切丝，干燥。

【性味与归属】

中医：苦、涩、微辛，平。归肝经。

瑶医：苦、涩、微辛，平。属风类药。

【功能与主治】

中医：祛风活络，壮腰膝，强筋骨，消肿。用于治疗小儿麻痹、风湿骨痛、跌打损伤。

瑶医：祛风活络，壮腰膝，强筋骨，消肿。用于治疗谷阿照拍[①]、崩闭闷、播冲。

①谷阿照拍：瑶医病名。相当于现代医学的小儿麻痹、小儿麻痹后遗症。

【用法用量】

中医：6～9 g。

瑶医：15～30 g。外用适量。

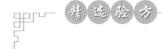

精 选 验 方

1 跌打损伤：

红九牛 50 g 　寮刁竹 30 g 　上山虎 30 g 　入山虎 20 g

竹叶风 30 g 　金耳环 20 g 　拐子豆 20 g

泡酒外擦外敷。

2 子宫脱垂、脱肛：

红九牛 10 g 　白背桐 10 g 　金樱根 15 g 　地桃花 10 g

三叶崖爬藤 10 g

水煎内服。

3 腰腿痛：

红九牛 15 g　　龙骨风 15 g　　牛尾菜 15 g　　刺五加 10 g

牛大力 15 g　　千斤拔 10 g　　牛膝 15 g

以上各药与猪龙骨炖服，可加少许食盐调味。

4 脱肛：

地桃花 30 g　　胡秃子 10 g　　红九牛 10 g　　黄花倒水莲 30 g

金樱根 20 g　　白背叶 20 g　　芝麻根 15 g

水煎至 400 mL，分 3 次温服。

黄九牛

【别名】五味藤、象皮藤、丢了棒、五马巡城、血皮藤。

【来源】本品为远志科植物蝉翼藤 *Securidaca inappendiculata* Hassk. 的干燥全株。

【植物形态】

攀缘灌木，幼枝有柔毛。根表面灰白色或土黄色，有瘤状突起，切面皮层厚，木部淡黄色，有细孔（导管腔）。单叶互生，椭圆形或倒卵状矩圆形，长 7～12 cm，宽 2.5～5 cm，顶端急尖，基部近圆形，边全缘。圆锥花序顶生或腋生，长 13～15 cm，花多而密；花两性，淡紫红色，萼片 5 片，外轮 3 而较小，内轮 2 枚，花瓣状；花瓣 3 片，中间龙骨瓣顶端包卷成鸡冠状附属物，两侧花瓣下部与花丝鞘贴生；雄蕊 8 枚，花丝下合生呈鞘状。坚果扁球形，顶端具宽而长的翅。花期夏季，果期秋、冬季。

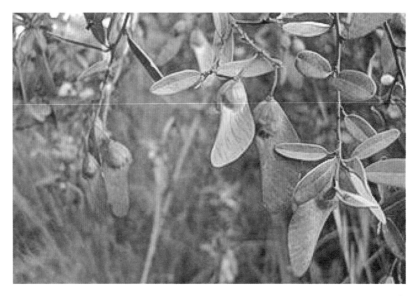

黄九牛
Wiangh juo ngungh（往坐翁）

【采集加工】

全年可采，除去杂质，劈成碎片或碾成粗粉，晒干。

【性味与归属】

中医：甘、酸、咸、苦、辛，微寒。有小毒。归肝、脾经。

瑶医：甘、酸、咸、苦、辛，微寒。有小毒。属风打相兼药。

【功能与主治】

中医：祛风湿，消肿止痛，活血化瘀。用于治疗风湿骨痛、骨折、跌打损伤、产后恶露不净、妇女体虚、咳嗽、消瘦无力、过敏性皮疹。

瑶医：祛风除湿，舒筋活络，消肿止痛。用于治疗闭闷①、播冲、就港虷、荣古瓦别带病②。

【用法用量】

中医：6～10 g。外用适量。

瑶医：15～30 g。外用适量。

①闭闷：瑶医病名。相当于现代医学的风湿痹痛。
②荣古瓦别带病：瑶医病名。相当于现代医学的产后恶露不尽。

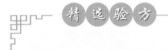

1　跌打损伤：

黄九牛 50 g　　透骨消 50 g　　香鸡兰 30 g　　白九牛 50 g

九节风 50 g　　上山虎 30 g　　白背风 30 g　　铁罗伞 50 g

水煎外洗外泡患处。

2　风湿骨痛方一：

黄九牛 10 g　　大钻 10 g　　麻骨风 10 g　　金耳环 15 g

竹叶椒 15 g　　小发散 15 g　　半荷风 10 g

水煎内服。

3　风湿骨痛方二：

黄九牛 100 g　　过山风 80 g　　入山虎 80 g　　土砂仁 50 g

九节风 50 g　　鸭仔风 50 g　　牛耳风 80 g

水煎外洗全身。

白九牛

【别名】那藤、牛藤、七姐妹。

【来源】本品为木通科植物尾叶那藤 *Stauntonia obovatifoliola* Hayata subsp. *urophylla*（Hand.-Mazz.）H. N. Qin 的干燥藤茎。

【植物形态】

常绿攀缘藤本。叶互生，掌状复叶，常有小叶 5～7 枚，长椭圆形或卵状披针形，长 6～9 cm，宽 2～2.5 cm，顶端尾状渐尖，基部宽楔形或近圆形，边全缘，两面无毛。总状花序腋生；花单性同株，6 数；花瓣缺；雌花具退化雄蕊。果为浆果状，长椭圆形，熟时红色，种子黑色，多数。花期 4～5 月，果期 7～9 月。

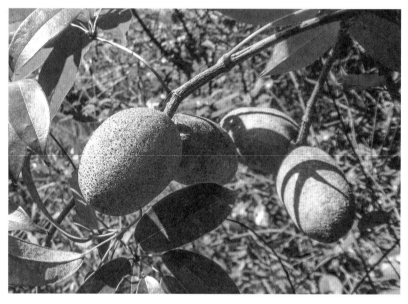

白九牛
Baeqc juov ngungh（别坐翁）

【采集加工】

夏、秋季采收，除去杂质，洗净，干燥，切片。

【性味与归属】

中医：微苦、涩，平。归肝、肾经。

瑶医：微苦、涩，平。属风打相兼药。

【功能与主治】

中医：祛风止痛，舒筋活络，消肿散毒，清热利尿。用于治疗风湿痹痛、腰腿痛、胃脘痛、跌打损伤、疔疮肿毒、乳痈、水肿、尿血。

瑶医：祛风止痛，舒筋活络，消肿散毒，清热利尿。用于治疗崩闭闷、锥碰江闷、卡西闷、播冲、尼椎虷①、月藏②、疟椎闷。

①尼椎虷：瑶医病名。相当于现代医学的急、慢性肾炎。

②月藏：瑶医病名。相当于现代医学的尿血。

【用法用量】

20～50 g。外用适量。

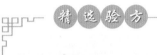

1 **风湿痹痛：**

白九牛 15 g   黑老虎 20 g   五爪风 15 g   白背风 15 g

黑九牛 15 g   入山虎 15 g   青风藤 20 g   一针两嘴 20 g

九节风 15 g   大肠风 13 g   金银花藤 20 g

水煎内服。

2 **高血压病：**

白九牛 30 g   毛冬青 30 g   鹰爪风 20 g

水煎内服。

3 **急性肾炎：**

白九牛 15 g   车前草 15 g   金钱草 15 g   益母草 15 g

牛膝 20 g   石苇 15 g   过塘藕 15 g   白纸扇 15 g

水煎内服。

4 **尿血：**

白九牛 20 g   车前草 30 g   络石藤 15 g   石苇 20 g

白纸扇 20 g

水煎内服。

绿九牛

【别名】大花老鸭嘴、土玄参、鸭嘴参、通骨消、假山苦瓜、葫芦藤。

【来源】本品为爵床科植物大花山牵牛 Thunbergia grandiflora （Roxb.ex Willd.）Roxb. 的干燥全株。

【植物形态】

稍木质大藤本。根圆柱形，稍肉质。茎缠绕状，圆柱形，被糙短毛，节明显，略膨大。单叶对生，宽卵形，长 12～18 cm，顶端尖到渐尖，基部耳状心形，边波状至有浅裂片，有 3～5 条掌状脉，两面被糙毛。花冠长 5～8 cm，蓝色、淡黄色或外面近白色，1～2 朵腋生或为下垂总状花序；小苞片 2 片，初合生，后一侧裂开似佛焰苞状；花萼退化为一狭环。蒴果下部近球形，上部收缩成长喙形似鸦嘴。花期 5～7 月，果期 8～10 月。

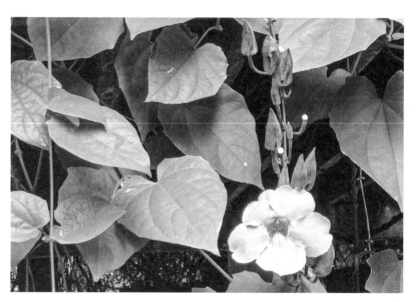

绿九牛
Luoqc juov ngungh（落坐翁）

【采集加工】

全年可采，根切片，茎、叶切段，晒干，鲜用或切段晒干备用。

【性味与归属】

中医：甘、微辛，平。归肝、肾经。

瑶医：苦、涩，平。属打类药。

【功能与主治】

中医：舒筋活络，散瘀消肿。用于治疗跌打损伤、风湿、腰肌劳损、痛经、疮疡肿毒。

瑶医：舒筋活络，启关透窍，散瘀止痛，利水消肿，止血。用于治疗布醒蕹[1]、播冲、闭闷、改闷[2]、辣给闷[3]、眸名肿毒[4]、碰脑[5]。

【用法用量】

15～30 g。外用鲜品适量，捣敷。

①布醒蕹：瑶医病名。相当于现代医学的肾炎水肿。

②改闷：瑶医病名。相当于现代医学的腰痛、腰肌劳损。

③辣给闷：瑶医病名。相当于现代医学的痛经。

④眸名肿毒：瑶医病名。相当于现代医学的无名肿毒、痈疮肿毒。

⑤碰脑：瑶医病名。相当于现代医学的骨折。

精 选 验 方

1 肾炎水肿：

绿九牛 15 g　　白面风 15 g　　车前草 20 g　　萆薢 30 g
茯苓 20 g　　泽泻 15 g　　黄芪 20 g
水煎内服。

2 小儿麻痹后遗症：

绿九牛 5 g　　小肠风 5 g　　盐肤木 10 g　　九龙钻 5 g
双钩钻 5 g　　槟榔钻 5 g　　四方钻 5 g　　四季风 3 g
水煎内服。

3 痛经：

绿九牛 15 g　　入山虎 6 g　　当归藤 15 g　　九层风 15 g
紫九牛 15 g　　益母草 15 g
水煎内服。

青九牛

【别名】宽筋藤、软筋藤、大松身、无地根、打不死。

【来源】本品为防己科植物青牛胆 *Tinospora sinensis*（Lour.）Merr. 的干燥藤茎。

【植物形态】

落叶木质藤本，长 3～10 m。嫩时被柔毛，老时变无毛，皮灰白色，有多数白色皮孔和明显的叶痕。单叶互生，宽卵形或圆状卵形长 7～12 cm，宽 5～10 cm，顶端骤尖，基部心形，边全缘。总状花序腋生；花单性异株，淡黄色，花萼、花瓣、雄蕊均 6；雌花具棒状退化雄蕊。核果熟时鲜红色；种子半圆形，腹面内陷。花期 3～4 月，果期 7～8 月。

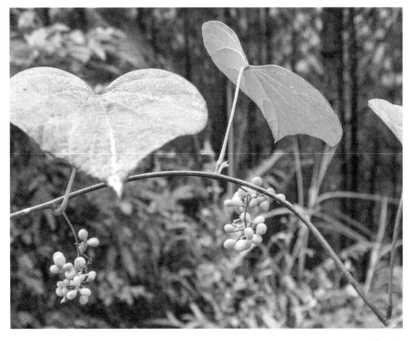

青九牛
Cing juov ngungh（青坐翁）

【采集加工】

全年可采，除去杂质，洗净，润透，切厚片，干燥，筛去灰屑。

【性味与归属】

中医：微苦，凉。归肝、肾经。

瑶医：微苦，凉。属打类药。

【功能与主治】

中医：舒筋活络，祛风止痛。用于治疗风湿痹痛、腰肌劳损、坐骨神经痛、跌打损伤。

瑶医：祛风除湿，舒筋活络，消肿止痛。用于治疗闭闷、改闷、锥碰江闷、播冲、扁免崩[①]、碰脑、眸名肿毒、疟椎闷。

①扁免崩：瑶医病名。相当于现代医学的偏瘫。

【用法用量】

中医：9～15 g。

瑶医：15～30 g。水煎服，或取药液冲酒服，或配猪骨头炖服。外用适量，水煎洗或鲜叶捣敷患处。

精选验方

1 损伤后遗筋萎缩：

青九牛 30 g

配猪蹄筋炖服。

2 外伤、骨折后期功能障碍：

青九牛 100 g　　猪大肠 200 g

水煎外洗。

3 半身麻痹：

青九牛 100 g　　半荷风 100 g　　九节风 50 g　　土砂仁 50 g

鸭仔风 100 g　　松筋藤 50 g

水煎外洗全身。

【别名】甜果木通、八角瓜藤、三叶藤、八月扎、预知子（果实）。

【来源】本品为木通科植物木通 *Akebia quinata*（Thunb.）Decne.、三叶木通 *Akebia trifoliate*（Thunb.）Koidz 或白木通 *Akebia trifoliate*（Thunb.）Koidz. var. australis（Diels）Rehd. 的干燥藤茎。

蓝九牛

【植物形态】

落叶木质藤本，全体无毛，老藤和枝灰白色，均有灰褐色斑点状皮孔。叶为三出复叶；小叶革质，椭圆形，长 3～7 cm，宽 2～4 cm，顶端圆钝，微凹，具小尖头，基部圆形或宽楔形，偶为浅心形，边全缘。总状花序腋生；花单性，雌雄同株；萼片 3 片；雄花生于上部，雄蕊 6 枚；雌花生于下部，花被片紫红色，有 6 枚退化雄蕊。肉质蓇葖果呈椭圆形或长卵形，熟时紫色，沿腹缝线开裂，种子多数，黑色。花期 3～4 月，果期 6～9 月。

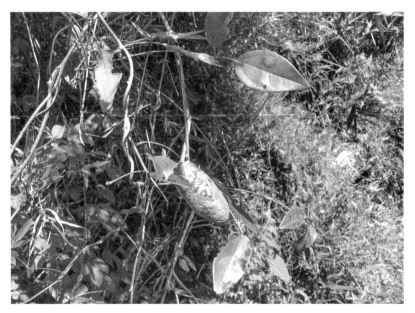

蓝九牛
Mhuov juov ngungh（播坐翁）

【采集加工】

秋季采收，截取茎部，除去细枝，用水浸泡，泡透后捞出，切片，干燥。

【性味与归属】

中医：苦，寒。归心、小肠、膀胱经。

瑶医：苦、辛、涩，微温。属风类药。

【功能与主治】

中医：利尿通淋，清心除烦，通经下乳。用于治疗淋证、水肿、心烦尿赤、口舌生疮、经闭少乳、湿热痹痛。

瑶医：宁心除烦，生津止渴，退热，通经活络。用于治疗布梗[①]、面黑布神蕹[②]、疟没通[③]。

【用法用量】

中医：3 ～ 6 g。

瑶医：10 ～ 30 g。

①布梗：瑶医病名。相当于现代医学的性病、淋浊。
②面黑布神蕹：瑶医病名。相当于现代医学的营养不良性浮肿。
③疟没通：瑶医病名。相当于现代医学的乳汁不通。

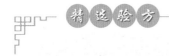

1　肾炎水肿：

蓝九牛 20 g　　过墙风 20 g　　钻地风 20 g　　白茅根 20 g
透骨消 25 g　　薏仁 20 g　　老头姜 15 g　　山菠萝 15 g
水煎内服。

2　心胃气痛：

蓝九牛（果实）10 g　　山苍子（根）15 g
水煎内服。

3　小便不利：

蓝九牛 20 g　　车前草 15 g　　过塘藕 15 g　　络石藤 15 g
白纸扇 15 g
水煎内服。

紫九牛

【别名】血风藤、红穿破石、铁牛人石、穿破石。

【来源】本品为鼠李科植物翼核果 *Ventilago leiocarpa* Benth. 的干燥根和根茎。

【植物形态】

常绿木质藤本，小枝褐色，有条纹，无毛。单叶互生，卵形或卵状椭圆形，长 3～8 cm，宽 1.5～3 cm，顶端渐尖，基部圆形或宽楔形，边全缘或有浅圆齿，两面毛，或下面沿脉腋或脉腋被疏毛。花两性，绿白色，花冠、花瓣、雄蕊各 5 枚，单生或两至数个簇生于叶腋，少为顶生聚伞圆锥花序。坚果近球形，顶端有长圆形的翅，基部有宿存萼筒。花期 3～5 月，果期 4～7 月。

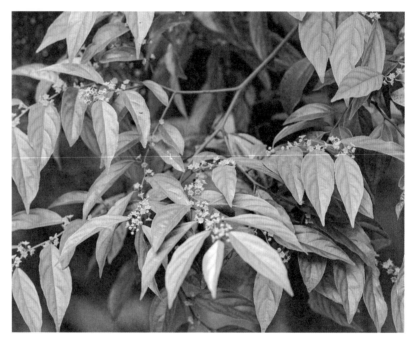

紫九牛
Maeng juov ngungh（明坐翁）

【采集加工】

全年可采，洗净，切片或段，晒干。

【性味与归属】

中医：甘，温。归肝、肾经。

瑶医：苦、涩、甘，微温。属风类药。

【功能与主治】

中医：补气血，强筋骨，舒经络。用于治疗气血虚弱、月经不调、血虚经闭、风湿疼痛、跌打损伤、腰肌劳损、四肢麻木。

瑶医：补血活血，强壮筋骨，消肿止痛。用于治疗娄精①、盖昧严②、本藏③、辣给昧对、篮虾、胆纲虾④、崩闭闷、扁免崩。

【用法用量】

中医：15～20 g。

瑶医：20～30 g。外用适量。

①娄精：瑶医病名。相当于现代医学的遗精、早泄。
②盖昧严：瑶医病名。相当于现代医学的阳痿。
③本藏：瑶医病名。相当于现代医学的贫血。
④胆纲虾：瑶医病名。相当于现代医学的胆囊炎。

精 选 验 方

1　腰肌劳损方一：

紫九牛 30 g　　地钻 30 g　　骨碎补 20 g　　刺五加 20 g
当归藤 15 g　　红九牛 30 g
煲猪尾，食肉喝汤。

2　腰肌劳损方二：

紫九牛 15 g　　杜仲 15 g　　龙骨风 15 g　　千斤拔 15 g
狗脊 15 g　　牛尾菜 15 g　　牛大力 15 g　　络石藤 15 g
水煎内服。

3　经闭：

紫九牛 15 g　　一点血 10 g　　马鞭草 10 g　　益母草 10 g
蓝九牛 20 g　　五爪风 15 g　　九层风 10 g
水煎内服。

4 月经不调：

紫九牛 15g   当归藤 15 g   血党 10 g   香附子 10 g

小钻 10 g   九层风 10 g

水煎内服。

5 肩周炎：

紫九牛 100 g   过岗龙 150 g   大钻 100 g   小钻 100 g

沉樟香 100 g   虎杖 150 g   麻骨 100 g   白背风 100 g

大发散 100 g   小发散 100 g

水煎至 50 L，泡洗全身。

黑九牛

【别名】铁脚威灵仙、百条根、老虎须、青龙须、一抓根。

【来源】本品为毛茛科植物威灵仙 *Clematis chinensis* Osbeck 的干燥根和根茎。

【植物形态】

木质藤本，干后变黑。叶对生，一回羽状复叶，有5小叶，偶有3～7叶，小叶狭卵形或三角状卵形，长 1.2～10 cm，宽 1～7 cm，顶端锐尖到渐尖，基部圆形或楔形，边全缘；叶柄长 4.5～6.5 cm。圆锥状聚伞花序腋生或顶生，花多数；萼片4枚，白色展开，外面边缘密生绒毛；无花瓣；瘦果扁卵形，被柔毛，宿存花柱白色羽状，长 2～5 cm。花期6～9月，果期8～11月。

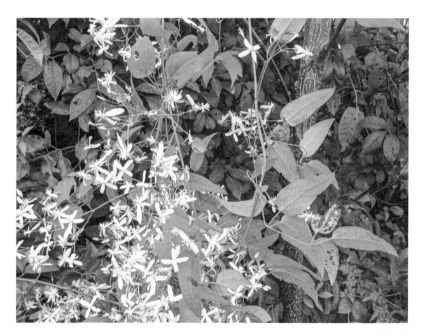

黑九牛
Gieqv juov ngungh（解坐翁）

【采集加工】

秋季采挖根，除去杂质，洗净，润透，切段，干燥。

【性味与归属】

中医：辛、咸，温。归膀胱经。

瑶医：辛、咸，温。属风打相兼药。

【功能与主治】

中医：祛风湿，通经络。用于治疗风湿痹痛、肢体麻
木、筋脉拘挛、屈伸不利。

瑶医：祛风除湿，通络止痛，利尿消肿。用于治疗崩
闭闷、骨鲠咽喉、改闷、也改眜通、免黑身翁[1]、播冲。

① 免黑身翁：瑶
医病名，相当于现代
医学的脾虚浮肿

【用法用量】

中医：6～10 g。

瑶医：6～30 g。

精 选 验 方

1　风湿性腰痛：

黑九牛 10 g　　红牛九 20 g　　地钻 20 g　　寮刁竹 10 g
紫九牛 20 g　　当归藤 10 g　　黑老虎 20 g
水煎内服。

2　哽喉：

黑九牛 30 g　　急性子 20 g
米醋煎服。

3　风湿痹痛：

黑九牛 15 g　　紫九牛 15 g　　过山风 10 g　　九层风 15 g
当归藤 15 g
水煎内服。

4　创伤性关节炎：

血藤 50 g　　鹰爪风 50 g　　马尾松 30 g　　黑九牛 50 g
青九牛 50 g　　五加皮 50 g　　海桐皮 50 g　　花椒 30 g
麻骨风 50 g　　制川乌 30 g　　活血丹 50 g
水煎至 4 L，外洗局部。

橙九牛

【别名】九牛入石、大山橙。

【来源】本品系夹竹桃科植物尖山橙 *Melodinus fusiformis* Champ. ex Benth. 的干燥全株。

【植物形态】

木质藤本，具乳汁；小枝黑褐色，被锈色短柔毛；根粗壮，肉质。叶对生，近革质，矩圆状披针形，长 12 ～ 21 cm，宽 4 ～ 6.5 cm，顶端渐尖，除中脉及叶柄被疏微毛外，其余无毛；脉明显，每边 15 ～ 20 条；叶柄长 6 ～ 8 mm，被短柔毛。聚伞花序顶生，比叶为短；花蕾矩圆形，顶端钝头；花萼 5 裂，裂片矩圆形，顶端急尖；花冠白色，高脚碟状，裂片 5 枚，向左覆盖，裂片和花冠筒内面均被短柔毛；副花冠鳞片状，被疏柔毛，顶端 2 裂；雄蕊 5 枚。浆果椭圆形，顶端具尖头，成熟时黄色，长 6 ～ 8 cm。

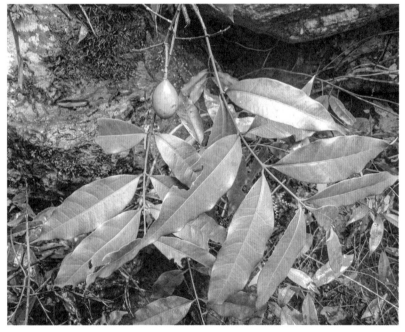

橙九牛
Zah juov ngungh（茶坐翁）

【采集加工】

全年均可采，除去杂质，洗净，浸润，切片，晒干。

【性味与归属】

中医：苦、辛，平。归肝经。

瑶医：苦，涩，平。属风打相兼药。

【功能与主治】

中医：祛风湿，活血。用于治疗风湿痹痛、跌打损伤。

瑶医：祛风除湿，舒筋活络，补肾壮腰。用于治疗闭闷、播冲、碰见康、哈鲁^①、崩毕扭^②、辣给昧对、疟没通。

【用法用量】

中医：6～9 g。

瑶医：15～20 g。外用适量。

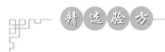

风湿痹痛：

下山虎 50 g　　麻骨风 50 g　　银花藤 50 g　　九节风 60 g

橙九牛 30 g

水煎外洗。

第三节　钻类药

天钻

【别名】金银袋、大叶马兜铃、大叶山总管、大百解薯、大总管。

【来源】本品为马兜铃科植物广西马兜铃 *Aristolochia kwangsiensis* Chun et How ex C.F.Liang 的块根。

【植物形态】

木质大藤本。块根椭圆形或纺锤形，常数个相连。叶厚，纸质或革质，卵状心形或圆形，长 11 ～ 35 cm，宽 9 ～ 32 cm，顶端钝或短尖，基部宽心形，弯缺深 3 ～ 5 cm，边全缘，嫩叶上面疏被长硬毛，成长叶除叶脉外，两面均密被污黄色或淡棕色硬毛；基出脉 5 条，侧脉每边 3 ～ 5 条；叶柄长 6 ～ 15 cm，上面有深槽，密被长

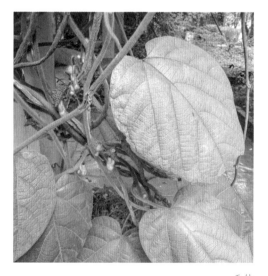

天钻
Tinh nzunx（天准）

硬毛。总状花序腋生，或生老茎，有花 2～3 朵；花梗长 2.5～3.5 cm，密被污黄色或淡棕色长硬毛；花被管中部急遽弯曲，下部长 2～3.5 m，直径 0.5～1 cm，外面淡绿色，密被淡棕色长硬毛，内面无毛，檐部盘状，近圆三角形，直径 3.5～4.5 cm，上面蓝紫色而有暗红色棘状突起，外面密被棕色长硬毛，边缘浅 3 裂，喉部近圆形，黄色；花药长圆形，成对贴生于合蕊柱近基部；子房圆柱形，长约 1 cm，6 棱；合蕊柱顶端 3 裂。蒴果暗黄，长圆柱形，基部收狭；成熟时自顶端向下 6 瓣开裂；种子卵形，长约 5 mm，栗褐色。花期 4～5 月，果期 8～9 月。

【采集加工】

春、秋季采收，除去杂质，洗净，切片，晒干。

【性味与归属】

中医：辛、苦，寒。归心、胃、大肠经。

瑶医：苦，寒。有小毒。属打类药。

【功能与主治】

中医：理气止痛，清热解毒，止血。用于治疗胃痛、咽喉肿痛、肺气肿、肾炎水肿、毒蛇咬伤、毒蛇咬伤、外伤出血、黄花疮。

瑶医：清热解毒，利水消肿，止痛。用于治疗卡西闷、就港轩、布病闷[①]、泵气蘸[②]、布醒蘸、哈轮[③]、怒哈[④]、更喉闷、囊暗、布库[⑤]、冲翠藏[⑥]。

【用法用量】

9～12 g。

附注：本品所含马兜铃酸，有小毒，过量或长期服用，可引起慢性肾功能不全，并引发胃或膀胱肿瘤。

①布病闷：瑶医病名。相当于现代医学的十二指肠溃疡、胃溃疡。
②泵气蘸：瑶医病名。相当于现代医学的肺气肿。
③哈轮：瑶医病名。相当于现代医学的感冒。
④怒哈：瑶医病名。相当于现代医学的咳嗽。
⑤布库：瑶医病名。相当于现代医学的疥疮。
⑥冲翠藏：瑶医病名。相当于现代医学的外伤出血。

地钻

【别名】老鼠尾、透地龙、掏马桩、一条根。

【来源】本品为豆科植物蔓性千斤拔 *Flemingia philippinensis* Merr. et Rolfe 或大叶千斤拔 *Flemingia macrophylla*（Willd.）Prain 的干燥根。

【植物形态】

直立或披散亚灌木，主根较粗，上粗下细如鼠尾，长达50 cm。植株高30～100 cm，幼枝三棱柱状，柔软有棱，密被灰褐色短柔毛。叶具指状3小叶，托叶线状披针形，长0.6～1 cm；叶柄长2～2.5 cm；小叶为厚纸质，长椭圆形或卵状披针形，偏斜，长4～9 cm，宽2～3 cm，先端急尖或钝，基部圆形，边全缘，侧生小叶稍小，小叶柄极短。总状花序腋生，密集，长2～2.5 cm，密被柔毛。苞片卵状披针形，长约6 mm，外表面被紧贴长梗毛；花萼长7～8 mm，5裂；花冠紫红色，蝶形，比萼略短；荚果膨胀，椭圆形，长7～8 mm，宽5 mm，被短柔毛；种子2粒，圆球形，黑色。花期5～7月，果期8～9月。

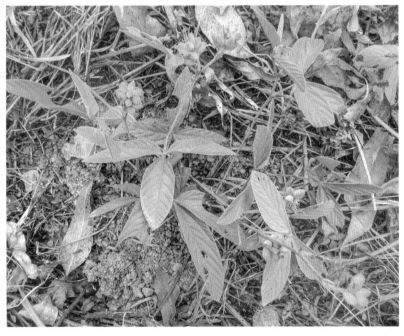

地钻
Deic nzunx（地准）

【采集加工】

秋季采收，除去杂质，洗净，润透，切片，干燥，筛去灰屑。

【性味与归属】

中医：甘、微涩，平。归肺、肾、膀胱经。

瑶医：甘、微涩，温。属风类药。

【功能与主治】

中医：祛风利湿，消瘀解毒。用于治疗风湿痹痛、腰腿痛、腰肌劳损、白带、慢性肾炎、痈肿、喉蛾、跌打损伤。

瑶医：强筋壮骨，壮腰补肾，助阳道，健脾消食，祛风除湿。用于治疗崩闭闷、改闷、扁免崩、醒蕹[1]、泵黑怒哈[2]、哈紧[3]、尼椎轩、谷阿强拱[4]、谷瓦卜断[5]、布端[6]、盖昧严、别带病[7]。

【用法用量】

中医：15～30 g。外用适量。

瑶医：15～30 g。

[1]醒蕹：瑶医病名。相当于现代医学的水肿。

[2]泵黑怒哈：瑶医病名。相当于现代医学的肺虚久咳。

[3]哈紧：瑶医病名。相当于现代医学的支气管炎。

[4]谷阿强拱：瑶医病名。相当于现代医学的小儿疳积。

[5]谷瓦卜断：瑶医病名。相当于现代医学的子宫脱垂。

[6]布端：瑶医病名。相当于现代医学的胃下垂。

[7]别带病：瑶医病名。相当于现代医学的带下病、白带、赤带过多。

精选验方

1 肾虚腰疼：

地钻 30 g　　红九牛 15 g　　五加皮 15 g
九层楼 15 g　　猪脊骨 100 g

水煎内服。

2 中风：

天麻 10 g　　远志 10 g　　牛大力 30 g
地钻 20 g　　走马胎 15 g　　牛膝 20 g
十八症 15 g　　蜈蚣 1 条　　全蝎 6 g
双钩 15 g

水煎至 450 mL，分 3 次温服。

3 阳痿：

顶天柱 10 g　　石南藤 12 g　　地钻 20 g　　红九牛 15 g

牛大力 20 g　　巴戟 10 g　　仙茅 12 g　　梨果榕 20 g

黄花倒水莲 15 g　　狗鞭 10 g

水煎至 450 mL，分 3 次温服；或泡酒服。

4 腰痛：

五爪风 20 g　　黄花倒水莲 15 g　　九牛藤 15 g　　牛尾菜 15 g

龙骨风 10 g　　紫九牛 15 g　　刺五加皮 10 g　　金樱根 20 g

地钻 10 g　　牛大力 15 g　　甘草 6 g

水煎至 450 mL，分 3 次温服。

大钻

【别名】冷饭团、臭饭团、入地麝香、十八症、红钻、黑老虎。

【来源】本品为木兰科植物黑老虎 *Kadsura coccinea*（Lem.）A.C.Smith 的干燥根。

【植物形态】

常绿木质藤本。根粗壮，皮紫褐色，切片土红色。单叶互生，革质，长椭圆形或卵状披针形，长 8 ～ 17 cm，宽 3 ～ 8 cm，顶端急尖或短渐尖，基部宽楔形，边全缘，两面无毛。花单性，雌雄同株，单生于叶腋，紫红色；雄蕊柱圆球状，顶有多个线状钻形附属物。聚合果球形，直径 6 ～ 12 cm，熟时紫黑色。花期 7 ～ 9 月，果期 10 ～ 11 月。

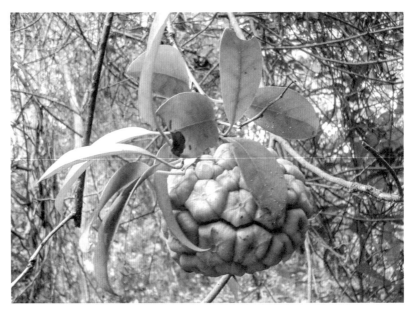

大钻

Domh nzunx（懂准）

【采集加工】

全年均可采挖，除去杂质，洗净，润透，切段，干燥。

【性味与归属】

中医：辛、微苦，温。归肝、脾经。

瑶医：苦、辛、涩，温。属打类药。

【功能与主治】

中医：行气活血，祛风止痛。用于治疗胃痛、腹痛、风湿痹痛、跌打损伤、痛经、产后瘀血腹痛、疝气痛。

瑶医：行气活血，祛风活络，散瘀止痛。用于治疗崩闭闷、篮硬种翁①、卡西闷、尼椎矸、就港矸、辣给闷、产后瘀血腹痛、播冲、碰脑。

①篮硬种翁：瑶医病名。相当于现代医学的肝硬化腹水。

【用法用量】

中医：15～30 g。

瑶医：15～30 g。外用适量。

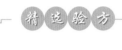

1 **慢性胃炎方一：**

大钻 20 g　　香附 15 g　　厚朴 13 g　　九节风 20 g　　九龙藤 20 g
九层皮 15 g　　入山虎 5 g　　仙鹤草 20 g　　三七粉 9 g
水煎内服，分 3 次服。

2 **慢性胃炎方二：**

大钻 20 g　　野荞麦 20 g　　九层皮 15 g　　地胆头 15 g
石菖蒲 15 g　　猪肚木 10 g　　野六谷 15 g　　金耳环 6 g
水煎内服。

3 **风湿性关节炎：**

大钻 20 g　　九节风 15 g　　三叉苦 15 g　　络石藤 15 g
鹰爪风 15 g　　牛耳风 15 g　　十大功劳 15 g
水煎内服。

4　**胃炎：**

大钻 15 g　　杉树寄生 10 g　　田皂角 10 g　　四季风 10 g

慢惊风 10 g　　水田七 10 g

水煎内服。

5　**头风痛：**

九节风 50 g　　鹰爪风 50 g　　砂仁 50 g　　白背风 50 g

麻骨风 250 g　　中钻 50 g　　大钻 50 g　　枫树皮 50 g

活血丹 50 g　　见风消 50 g　　半荷风 50 g

水煎至 50 L，泡洗全身。

【别名】小钻骨风、南五味子、红木香、紫荆皮、钻骨风。

【来源】本品为木兰科植物南五味子 *Kadsura longipedunculata* Finet et Gagnep. 的干燥根及根茎。

小钻

【植物形态】

常绿木质藤本，全株无毛。根细长，红褐色，有黏液。茎皮黑色或灰棕色。单叶互生，近纸质，倒卵形或倒卵状椭圆形，长 5 ～ 10 cm，宽 2 ～ 5 cm，顶端渐尖，基部楔形，边有稀疏腺点状锯齿，两面有光泽，侧脉每边 5 ～ 7 条，叶柄长 1.5 ～ 3 cm。花单性，雌雄异株，单生于叶腋，粉红色，具有下垂的长梗；雄蕊柱近头状，顶端无线状钻形的附属物。聚合果近球形，直径 2.5 ～ 3.5 cm，熟时鲜红色或紫蓝色。花期夏季，果期秋季。

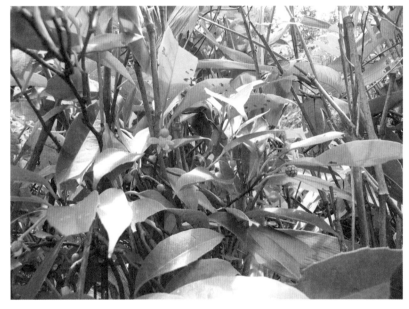

小钻

Fiuv nzunx（小准）

【采集加工】

全年可采挖，去粗皮，洗净，润透，切片，干燥。

【性味与归属】

中医：辛、苦，温。归脾、胃、肝经。

瑶医：甘、苦、辛，温。属风打相兼药。

【功能与主治】

中医：理气止痛，祛风通络，活血消肿。用于治疗胃痛、腹痛、风湿痹痛、痛经、月经不调、产后腹痛、咽喉肿痛、痔疮、无名肿毒、跌打损伤。

瑶医：健脾补肾，理气活血，祛风通络，消肿止痛。用于治疗荣古瓦身翁①、辣给昧对、改对仲②、卡西闷、崩闭闷、播冲、碰脑。

①荣古瓦身翁：瑶医病名，相当于现代医学的产后浮肿。
②改对仲：瑶医病名，相当于现代医学的疝气。

【用法用量】

中医：15～20 g。外用适量，捣敷或研粉调水敷患处。

瑶医：15～20 g。外用适量。

注意：孕妇慎用。

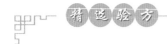

1　产后风：

黑老虎 20 g　　小钻 15 g　　保暖风 20 g　　紫九牛 15 g
地钻 20 g　　牛大力 20 g　　鸡仔莲 20 g　　五爪风 20 g
水煎内服。

2　月经不调：

小钻 10 g（该药用量仅供参考）　　月月红 6 g　　当归藤 15 g
益母草 10 g　　过墙风 10 g　　九层风 10 g　　紫九牛 10 g
水煎内服。

3 月经痛：

小钻 15 g   茜草根 15 g   益母草 15 g

水煎内服。

4 膝关节肿痛：

走马胎 100 g   五加皮 100 g   清风藤 100 g   石菖蒲 100 g

小钻 100 g   细辛 70 g   活血丹 100 g   穿破石 100 g

独活 100 g   威灵仙 100 g   水浸木 100 g   泽泻 100 g

水煎至 50 L，泡洗全身。

大红钻

【别名】海风藤、梅花钻、绣球香、通血香、红吹风。

【来源】本品为木兰科植物异形南五味子 *Kadsura heteroclita*（Roxb.）Craib 的干燥藤茎。

【植物形态】

常绿木质藤本，老藤外皮为厚的灰褐色木栓。单叶互生，纸质，卵状长椭圆形，顶端渐尖，基部楔形，边近全缘。花单性，雌雄同株，淡黄色，单生于叶腋；雄蕊柱头状，顶无线状钻形附属物。聚合果近球形，直径 2.5～5 cm，熟时紫黑色。花期 5～8 月，果期 8～12 月。

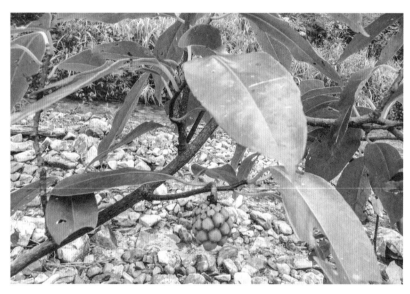

大红钻
Domh hongh nzunx（懂红准）

【采集加工】

全年可采，除去枝叶，浸泡，润透，切片，干燥，筛去灰屑。

【性味与归属】

中医：甘、微辛，温。归肺、肾、肝经。

瑶医：苦、辛，温。属风打相兼药。

【功能与主治】

中医：祛风散寒，行气止痛，舒筋活络。用于治疗风湿性痹痛、腰肌劳损、感冒、产后风瘫。

瑶医：祛风除湿，理气止痛，活血消肿。用于治疗崩闭闷、改闷、卡西闷、扁免崩、荣古瓦崩、辣给闷、播冲、碰脑。

【用法用量】

中医：9～15g。

瑶医：15～20g。外用适量。

注意：孕妇慎用。

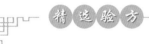

1 风湿骨痛及四肢麻木：

大红钻15g　　当归藤20g　　槟榔钻20g　　三角风15g

麻骨风15g　　小散骨风20g　　紫九牛20g　　黑九牛15g

九节风20g　　半枫荷20g

水煎内服。

2 产后腹痛：

大红钻10g　　山苍子根10g　　走血风10g　　香附子10g

小散骨风10g

水煎内服。

3 风湿骨痛：

大红钻100g　　九节风100g　　入山虎80g　　土砂仁80g

松筋藤100g

水煎外洗全身。

4 慢性胃炎：

大红钻15g　　土砂仁10g　　猪肚木10g　　厚朴10g

地胆头10g

水煎内服。

小红钻

【别名】红大风藤、红十八症、细风藤、饭团藤。

【来源】本品为木兰科植物冷饭藤 *Kadsura oblongifolia* Merr. 的根和茎。

【植物形态】

常绿木质藤本。单叶互生，纸质，长圆状披针形，狭椭圆形，长6～10 cm，宽1.5～4 cm，顶端钝或急尖，基部阔急尖，边有不明显的稀疏小腺齿，侧脉每边4～8条，叶柄长5～12 cm。花单性，雌雄异株，单生于叶腋，红色或黄色。聚合果近球形，直径1.2～2 cm，成熟时红色至紫色蓝色。花期7～9月，果期10～11月。

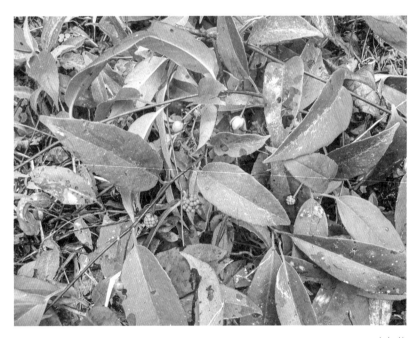

小红钻

Fiuv hongh nzunx（小红准）

【采集加工】

全年可采，除去杂质，洗净，润透，切片，晒干或鲜用。

【性味与归属】

中医：甘，温。归肺、胃、脾、肠经。

瑶医：甘、辛，温。属风打相兼药。

【功能与主治】

中医：祛风除湿，壮骨强筋，补肾健脾，散寒，行气止痛。用于治疗感冒、风湿痹痛、活血消肿、理气止痛、跌打损伤、心胃气痛、痛经等疾病。

瑶医：祛风除湿，壮骨强筋，补肾健脾，散寒，行气止痛。用于治疗崩闭闷、盖昧严、哈轮、辣给闷、卡西闷、播冲、碰脑。

【用法用量】

15 ～ 20 g。外用适量。

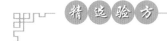

1　**跌打损伤、风湿骨痛：**

小红钻 30 g　　木满天星 20 g　　入山虎 30 g　　上山虎 30 g
一刺两嘴 50 g　　毛老虎 10 g
浸酒外擦，忌内服。

2　**腹痛：**

小红钻 15 g　　金耳环 10 g　　土砂仁 10 g　　十大功劳 15 g
水煎内服。

黑钻

【别名】黑风藤。

【来源】本品为清风藤科植物柠檬清风藤 *Sabia limoniacea* Wall. 的干燥藤茎。

【植物形态】

常绿攀缘状灌木，幼枝有柔毛，老时无毛。单叶互生，长7～15 cm，宽2.5～6 cm，顶端急尖或短渐尖，基部楔形或近圆形，边全缘，无毛。聚伞花序排成圆锥花序式，狭长，腋生，花序轴被柔毛；花萼、花瓣及雄蕊各5，萼被短柔毛，淡绿色或白色。果斜圆形或近肾形，微有窝孔。花期9～10月，果期10～12月。

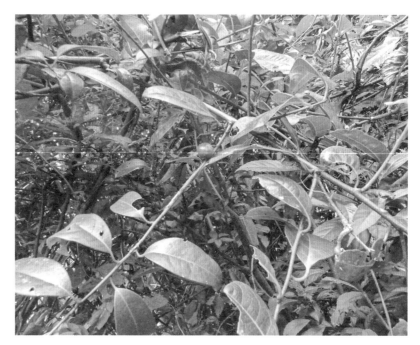

黑钻
Giev nzunx（解准）

【采集加工】

全年采收，洗净，润透，切段，晒干。

【性味与归属】

中医：淡，平。归肝经。

瑶医：苦、涩，平。属风打相兼药。

【功能与主治】

中医：祛风除湿、散瘀止痛。用于治疗风湿痹痛、产后腹痛。

瑶医：祛风除湿，散瘀止痛，利湿消肿。用于治疗荣古瓦泵闷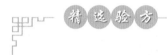、布醒蕹、崩闭闷、播冲、碰脑。

①荣古瓦泵闷：
瑶医病名。相当于现代
医学的产后腹痛。

【用法用量】

15～30 g。外用适量。

注意：孕妇忌服。

精 选 验 方

1 产后腹痛：

黑钻 20 g　　黑老虎 15 g　　红络风 15 g　　香附 15 g
五爪风 15 g　　香鸡兰 10 g　　白钻 15 g　　当归藤 20 g
益母草 15 g　　保暖风 15 g　　马莲鞍 13 g　　红顶风 15 g
甘草 10 g
水煎内服。

2 风湿痹痛：

黑钻 20 g　　阴阳风 30 g　　半边风 30 g　　血风 20 g
麻骨钻 20 g　　刺手风 10 g　　小钻 20 g　　竹叶风 20 g
走血风 10 g　　九季风 10 g　　入山虎 10 g
水煎内服。

3 肾炎水肿：

黑钻 20 g　　过塘藕 20 g　　益母草 15 g　　爬墙风 15 g
六月雪 15 g　　车前草 15 g　　石苇 15 g　　白纸扇 15 g
水煎内服。

白钻

【别名】白背铁箍散、风沙藤。

【来源】本品木兰科植物绿叶五味子 *Schisandra viridis* A. C. Smith 的干燥藤茎。

【植物形态】

木质藤本，芽鳞长约 3 mm，全株无毛。枝条近圆柱形。单叶互生，叶纸质，卵状椭圆形或少有披针形，腹面绿色，背面浅绿色，长 4～16 cm，宽 2～8 cm，顶端渐尖，基部钝或楔形，边缘有锯齿或波状疏齿；叶柄长 1 cm，脉两面明显。雄花花被 6～7 片，雄蕊 10～20 枚，花梗长 1.5～5 cm；雌花花被片与雄花相似，雄蕊群呈横圆形，花梗长 4～7 cm。聚合果有小浆果 15～20 粒。花期 4～6 月，果期 6～10 月。

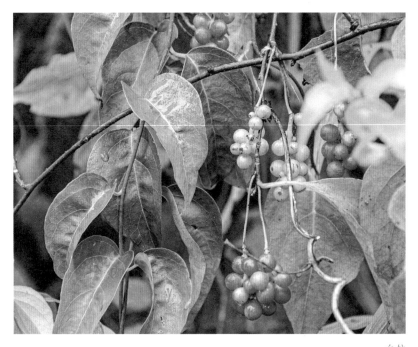

白钻
Baeqc nzunx（别准）

【采集加工】

全年可采，晒干备用。

【性味与归属】

中医：辛，温。归肝、脾经。

瑶医：涩、苦，微温。属风打相兼药。

【功能与主治】

中医：祛风除湿，温阳补肾，理气止痛。用于治疗风湿骨痛、肾虚阳痿、感冒、痛经、腹痛、跌打损伤、骨折。

瑶医：祛风，利湿，消肿，舒筋活血，止痛生肌，强筋骨。用于治疗崩闭闷、播冲、荣古瓦崩、尼椎改闷①。

①尼椎改闷：瑶医病名。相当于现代医学的肾虚腰痛。

【用法用量】

10 ～ 30 g。外用适量。

注意：孕妇慎用。

精选验方

1 风湿骨痛方一：

白钻 20 g   黑老虎 20 g   麻骨风 15 g   白九牛 20 g
刺手风 15 g   一刺两嘴 20 g   铜皮铁骨 15 g   土茯苓 20 g
金刚根 20 g   地钻 15 g
水煎内服。

2 风湿骨痛方二：

白钻 20 g   过山风 15 g   九节风 15 g   十八症 15 g
入山虎 6 g
水煎内服。

3 肾虚腰痛：

白钻 10 g   九龙钻 10 g   红九牛 10 g   扶芳藤 10 g
小肠风 10 g   黄花倒水莲 15 g   龙骨风 10 g   黑九牛 10 g
九季风 10 g
水煎内服。

【别名】气藤、紫金血藤、大伸筋、翼梗五味子。

黄钻

【来源】本品为五味子科植物东南五味子 *Schisandra henryi* C. B. Clarke subsp. Marginalis（A. C. Smith）R. M. K. Saund. 的干燥地上部分。

【植物形态】

落叶木质藤本。幼枝有棱，棱上有膜翅，被白粉，老枝紫褐色，方形或圆柱形，有狭翅或无。单叶互生，近革质，宽卵形或近圆形，长9～11 cm，宽5～8 cm，顶端渐尖或短尾状，基部楔形或圆形，边有疏锯齿，上面绿色，背面被白粉，叶柄长2.5～5 cm。花单性异株，单生于叶腋，黄绿色，花梗长4～5 cm。聚合果长4～14.5 cm，熟时红色。花期5～6月，果期7～9月。

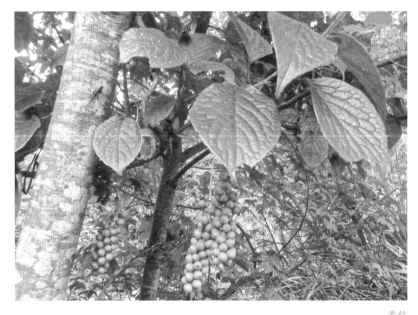

黄钻
Wiangh nzunx（往准）

【采集加工】

夏、秋季采收，除去杂质，稍润，切段，干燥。

【性味与归属】

中医：辛、涩，温。归肝、脾经。

瑶医：淡、甘、辛，平。属风打相兼药。

【功能与主治】

中医：祛风除湿，行气止痛，活血止血。用于治疗风湿痹痛、心胃气痛、痨伤吐血、经闭、月经不调、跌打损伤、金疮肿毒。

瑶医：祛风除湿，舒筋活血，通经止痛，平肝息风。用于治疗崩闭闷、藏窖昧通①、锥碰江闷、卡西闷、辣给闷、荣古瓦卡西闷②、播冲、碰脑。

①藏窖昧通：瑶医病名。相当于现代医学的血栓闭塞性脉管炎。

②荣古瓦卡西闷：瑶医病名。相当于现代医学的产后瘀滞腹痛。

【用法用量】

中医：15～30 g。

瑶医：10～30 g。外用适量。

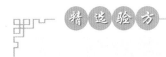

精选验方

1 坐骨神经痛：

黄钻 10 g　　白九牛 10 g　　牛耳风 10 g　　麻骨风 10 g
浸骨风 10 g　　当归藤 15 g　　九龙钻 20 g　　大钻 10 g
水煎内服。

2 脉管炎：

黄钻 30 g　　毛冬青 30 g　　银花藤 30 g
水煎内服。

3 跌打肿痛：

黄钻 100 g　　入山虎 80 g　　虎杖 80 g　　过山风 80 g
鸭仔风 80 g
水煎外洗患处。

铜钻

【别名】甜果藤、定心藤、假丁公藤、黄九牛、藤蛇总管。
【来源】本品为茶茱萸科植物定心藤 *Mappianthus iodoides* Hand.-Mazz. 的干燥藤茎。

【植物形态】

木质藤本。有卷须，小枝密被褐黄色花，老藤密布皮孔。断面橙黄色，有放射状条纹。单叶对生或近生，长椭圆形，长 7 ～ 14 cm，宽 2.5 ～ 2.6 cm，顶端渐尖或短尾尖，基部楔形或近圆形，边全缘。花单性，雌雄异株，雄聚伞花序腋生，花萼杯状，不明显 5 裂，花冠钟状漏斗形，裂片 5，雄蕊 5；雌花不详。核果椭圆形，长 2 ～ 3 cm，被淡黄色伏毛，熟时黄色或橙红色。花期 4 ～ 7 月，果期 7 ～ 11 月。

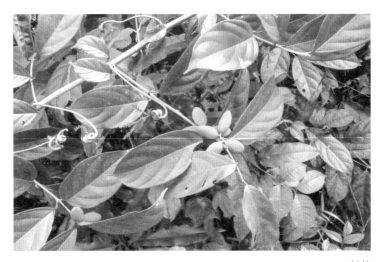

铜钻

Dongh nzunx（铜准）

【采集加工】

全年采收，割下藤茎，除去枝叶，切片或段，晒干。

【性味与归属】

中医：微苦、涩，平。归肝、胆经。

瑶医：甘、淡，平。属风打相兼药。

【功能与主治】

中医：祛风除湿，消肿解毒。用于治疗风湿腰腿痛、跌打损伤、黄疸、毒蛇咬伤。

瑶医：清热解毒，祛风除湿，通经活血。用于治疗望胆篮虸[①]、崩闭闷、辣给昧对、播冲。

①望胆篮虸：瑶医病名。相当于现代医学的黄疸型肝炎。

【用法用量】

9～15 g。外用适量。

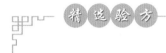

1　产后风引起的四肢麻木、手脚冰冷：

铜钻 15 g　　五爪风 15 g　　白钻 20 g　　一针两嘴 18 g

黑九牛 15 g　　下山虎 18 g　　走血风 12 g　　保暖风 20 g

当归藤 20 g　　血风 18 g　　毛蒌 10 g　　箭杆风 15 g

九层风 20 g

水煎内服。

2　产后风痛：

铜钻 50 g　　黑钻 50 g　　小散骨风 50 g　　鸭仔风 100 g

下山虎 50 g　　麻骨风 50 g　　鹰爪风 50 g　　牛耳风 100 g

水煎外洗全身。

3　黄疸型肝炎：

铜钻 20 g　　黄泥草 15 g　　虎杖 10 g　　十大功劳 15 g

小叶田基黄 10 g　　白花蛇舌草 10 g　　白纸扇 20 g

水煎内服。

4　风湿性关节炎：

麻骨风 100 g　　马尾松 100 g　　中钻 100 g　　大钻 100 g

七叶莲 100 g　　九节风 100 g　　铜钻 50 g　　入山虎 50 g

鹰爪风 100 g　　飞龙掌血 100 g　　半荷风 100 g

水煎至 50 L，泡洗全身。

铁钻

【别名】雪朋仲、瓜馥木、铁牛钻石、香藤、笼藤。

【来源】本品为番荔枝科植物瓜馥木 Fissistigma oldhamii（Hemsl.）Merr. 的干燥根及藤茎。

【植物形态】

　　常绿攀缘灌木，长约8米。单叶互生，革质，倒卵状椭圆形或长圆形，长6～12.5 cm，宽2～4.8 cm，上面无毛，下面中脉上被疏毛，顶端圆形或微凹，稀急尖，基部楔形，边全缘，叶脉明显。花单生或2～3朵排成伞花序，腋生。果球形，果柄长2 cm。花期4～6月，果期11月。

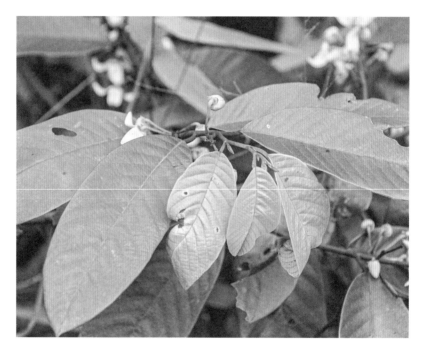

铁钻
Hlieqc nzunx（列准）

【采集加工】

　　全年可采，除去杂质，洗净，润透，切片，干燥。

【性味与归属】

　　中医：微辛，平。归肝、胃经。

　　瑶医：辛、微涩，温。属风打相兼药。

【功能与主治】

中医：祛风镇痛，活血化瘀。用于治疗坐骨神经痛、风湿性关节炎、跌打损伤。

瑶医：祛风活血，消肿止痛，强筋骨。用于治疗崩闭闷、锥碰江闷、谷阿照拍、谷阿惊崩[1]、播冲。

【用法用量】

中医：15～30 g。

瑶医：9～15 g。外用适量。

①谷阿惊崩：瑶医病名。相当于现代医学的小儿惊风。

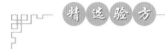

1 风湿性关节炎：

铁钻 20 g　　九节风 20 g　　一刺两嘴 20 g　　刺鸭脚 20 g
青风藤 20 g　　刺手风 13 g　　忍冬藤 20 g　　白九牛 15 g
白钻 20 g　　大钻 20 g　　大肠风 15 g
水煎内服。

2 风湿骨痛方一：

铁钻 50 g　　下山虎 50 g　　小散骨风 50 g　　紫九牛 50 g
鸭仔风 100 g　　铜钻 50 g　　扭骨风 50 g　　浸骨风 50 g
水煎外洗。

3 风湿骨痛方二：

铁钻 20 g　　当归藤 15 g　　紫九牛 15 g　　九层风 20 g
过山风 15 g　　三叉苦 15 g
水煎内服。

附注：与本品同名且功用相似的有五味子科植物仁昌南五味子 *Kadsura renchangiana* S.F.Lan 的藤茎。

双钩钻

【别名】钩藤、根兜、洞刚兜。

【来源】本品为茜草科植物钩藤 *Uncaria rhynchophylla*（Miq.）Miq.ex Havil. 的干燥根。

【植物形态】

常绿攀缘藤本，茎枝光滑无毛，小枝四棱柱形，幼嫩时被白粉；变态枝呈钩状，成对或单生于叶腋。单叶互生，椭圆形或卵状披针形，长 6～9 cm，宽 3～6 cm，顶端渐尖，基部宽楔形，边全缘，上面光亮，下面脉腋内常有束毛，微被白粉，干后变褐红色，托叶 2 裂，裂片呈条状钻形。头状花序单生于叶腋或顶生，排成圆锥状花序，直径 2～2.5 cm，花冠黄色，管状漏斗形，顶 5 裂，雄蕊生于冠管喉部。蒴果倒卵状椭圆形，熟时 2 裂，种子细小，两端有翅。花期 5～7 月，果期 10～11 月。

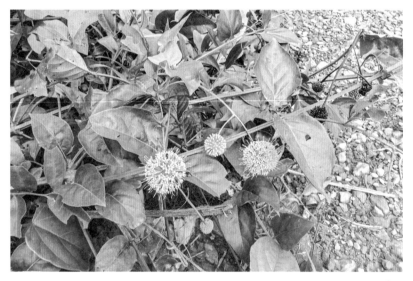

双钩钻
Sungh diux nzunx（松兜准）

【采集加工】

全年可采，除去杂质，洗净，切片，干燥。

【性味与归属】

中医：甘，微寒。归肝经。

瑶医：苦，微寒。属风打相兼药。

130

【功能与主治】

中医：清热镇痉，平肝熄火。用于治疗感冒发热、高热抽搐、高血压、头晕、疼痛、目眩。

瑶医：祛风，镇静，降压，消炎。用于治疗麻红痧①、谷阿惊崩、荣古瓦崩、泵卡西众、悲寐掴②、样琅病③、崩闭闷、锥碰江闷。

【用法用量】

15～30 g。外用适量。

①麻红痧：瑶医病名。相当于现代医学的中暑。
②悲寐掴：瑶医病名。相当于现代医学的神经衰弱。
③样琅病：瑶医病名。相当于现代医学的高血压病。

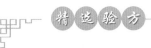

精选验方

1 原发性高血压：

双钩钻 20 g　　毛冬青 20 g　　野山蕉 20 g　　白纸扇 20 g
五层风 20 g　　野菊花 15 g　　夏枯草 25 g
水煎内服。

2 小儿惊风：

双钩钻 100 g　　九节风 50 g　　急惊风 50 g　　黑节风 50 g
小散骨风 50 g　　金线风 50 g
水煎外洗全身。

3 高血压：

双钩钻 30 g　　毛冬青 30 g　　刺鸭脚 15 g　　野葛 30 g
白纸扇 15 g
水煎内服。

4 慢性高血压：

毛冬青 30 g　　牛膝 30 g　　野葛 30 g　　双钩钻 30 g
杜仲 20 g　　罗汉果 1 个
水煎至 450 mL，分 3 次温服。

四方钻

【别名】翼枝白粉藤、红四方藤、风藤、远筋藤。

【来源】本品系葡萄科植物翼茎白粉藤 *Cissus pteroclada* Hayata 的干燥藤茎。

【植物形态】

常绿半木质藤本，茎四方形，基部木质，上部草质，绿色或紫红色，枝有 4 条纵狭翅，卷须与叶对生，二叉状分枝。单叶互生，心状戟形，长 6～12 cm，宽 4～8 cm，顶端急尖或短尾状尖，基部心形，边有稀疏小短齿，聚伞花序与叶对生。花紫红色，4 数。浆果椭圆球状，熟时黑色。花期 6～7 月，果期 9～11 月。

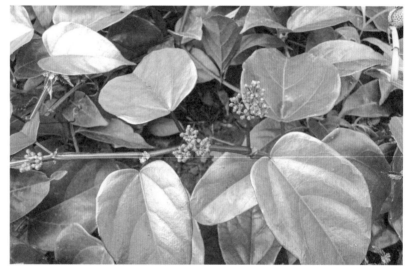

四方钻
Feix bung nzunx（肥帮准）

【采集加工】

全年可采，洗净，润透，切片晒干。

【性味与归属】

中医：辛、微苦，平。归肝经。

瑶医：微酸、涩，平。属风打相兼药。

【功能与主治】

中医：祛风除湿，活血通络。用于治疗风湿痹痛、腰肌劳损、肢体麻痹、跌打损伤。

瑶医：祛风除湿，舒筋通络。用于治疗崩闭闷、改闷、锥碰江闷、播冲、荣古瓦美买卡[①]、辣给眛对。

【用法用量】

中医：10 ～ 30 g。外用适量，捣敷。

瑶医：20 ～ 30 g。外用适量。

①荣古瓦美买卡：瑶医病名。相当于现代医学的产妇分娩无力。

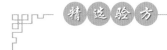

1 股骨头坏死：

四方钻 20 g	白钻 20 g	浸骨风 18 g	黑九牛 15 g
丹参 20 g	九层风 15 g	白九牛 15 g	血风 20 g
扁骨风 15 g	当归藤 20 g	五爪风 20 g	红九牛 15 g

水煎内服。

2 四肢麻木：

四方钻 10 g	入山虎 10 g	麻骨风 15 g	蓝九牛 10 g
追骨风 10 g	下山虎 10 g	鸭仔风 20 g	大散骨风 10 g
当归藤 10 g	紫九牛 10 g	血风 10 g	

水煎内服。

3 腰肌劳损：

| 四方钻 20 g | 红九牛 15 g | 龙骨风 15 g | 牛尾菜 15 g |
| 刺五加 10 g | 仙茅 6 g | | |

与猪龙骨炖服。

4 腰椎病：

千斤拔 20 g	牛尾菜 30 g	狼狗尾 20 g	川木瓜 20 g	
川杜仲 20 g	狗脊 20 g	牛膝 15 g	四方钻 20 g	丹参 20 g
当归 15 g	入山虎 10 g	山药 20 g	枸杞子 20 g	大枣 20 个

水煎至 450 mL，分 3 次温服。

第三章 · 老班药及配方

六方钻

【别名】方茎宽筋藤、翅茎白粉藤、抽筋藤。
【来源】本品系葡萄科植物翅茎白粉藤 *Cissus hexangularis* Thorel ex Planch. 的干燥藤茎。

【植物形态】

　　常绿半木质藤本，茎为六方形，枝有 6 条纵狭翅，卷须与叶对生，不分枝。单叶互生，呈宽卵形，顶端急尖或短尾状尖，基部近楔形或浅心形，边有疏小锯齿。聚伞花序与叶对生；花紫红色，4 数。浆果倒卵形，熟时黑色。花期 6～11 月。

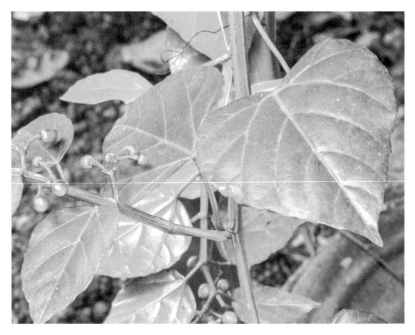

六方钻
Luoqc bung nzunx（落帮准）

【采集加工】

　　秋季采挖，除去杂质，洗净，润透，斜切薄片，晒干。

【性味与归属】

　　中医：辛、微苦，凉。归肾经。

　　瑶医：微淡、略涩，平。属风打相兼药。

134

【功能与主治】

中医：祛风除湿，活血通络。用于治疗风湿痹痛、腰肌劳损、跌打损伤。

瑶医：舒筋活络，散瘀活血。用于治疗崩闭闷、改闷、播冲、眸名肿毒。

【用法用量】

中医：15～30 g。外用适量，捣敷或水煎洗。

瑶医：20～30 g。外用适量。

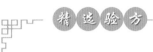

 1 风湿性关节炎：

六方钻 20 g　　青风藤 20 g　　刺五加皮 20 g　　龙骨风 15 g

金银花藤 20 g　　九节风 20 g　　防己 13 g　　土茯苓 20 g

金刚根 20 g　　薏仁 20 g　　黑老虎 20 g

水煎内服。

2 腰肌劳损方一：

六方钻 10 g（该药用量仅供参考）　　红九牛 10 g　　牛尾菜 10 g

大钻 15 g　　小钻 10 g　　入山虎 10 g　　小散骨风 15 g

慢惊风 10 g　　酸吉风 10 g

水煎内服。

3 腰肌劳损方二：

六方钻 30 g　　黄花倒水莲 20 g　　红九牛 15 g　　紫九牛 15 g

龙骨风 15 g

水煎内服。

九龙钻

【别名】羊蹄叉、九龙藤、燕子尾、黑梅花藤、乌郎藤。

【来源】本品为豆科植物龙须藤 *Bauhinia championii*（Benth.）Benth. 的干燥藤茎。

【植物形态】

常绿攀缘藤本。有钩状卷须，或2个对生；幼枝、叶背、花序均被褐色短柔毛；老藤横切面有8～10环花纹。单叶互生，呈卵形、长卵形或椭圆形，长5～10 cm，宽4～7 cm，顶端2裂至叶片 1/3 或微裂或不裂，裂片顶端渐尖，基部微心形或近圆形。总状花序腋生或与叶对生或顶生，花白色。荚果扁平，长7～12 cm，宽约2～3 cm，有种子2～6粒。花期6～10月，果期7～12月。

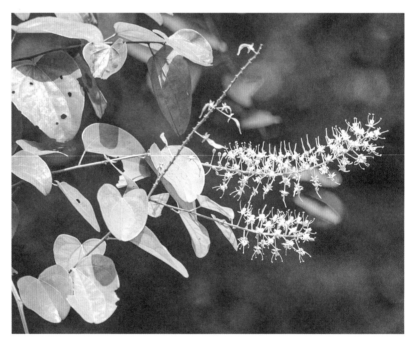

九龙钻
Juov luerngh nzunx （坐龙准）

【采集加工】

全年可采，除去杂质，洗净，润透，切片，干燥。

【性味与归属】

中医：苦、涩，平。归肝、脾、胃经。

瑶医：苦、涩、平。属风打相兼药。

【功能与主治】

中医：祛风除湿，活血止痛，健脾理气。用于治疗风湿关节炎、腰腿痛、跌打损伤、胃痛、痢疾、月经不调、胃及十二指肠溃疡、老人病后虚弱、小儿疳积。

瑶医：舒筋活络，活血散瘀，祛风止痛，健脾胃。用于治疗卡西闷、布病闷、辣给昧对、撸藏[①]、囊暗、崩闭闷、播冲。

【用法用量】

15～30 g。外用适量。

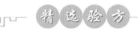

精选验方

1　**胃溃疡方一：**

九龙钻 30 g　　大钻 15 g　　小肠风 15 g　　田七粉 10 g
白及 15 g　　九层皮 15 g　　仙鹤草 25 g　　入山虎 5 g
水煎内服。

2　**胃溃疡方二：**

九龙钻 15 g　　九层皮 15 g　　水田七 6 g　　地胆头 15 g
入山虎 6 g　　土砂仁 10 g　　猪肚木 15 g
水煎内服。

3　**胃十二指肠溃疡：**

九龙钻 10 g（该药用量仅供参考）　　大钻 10 g　　小肠风 10 g
小钻 10 g
水煎内服。

4　腰腿痛：

九龙钻 15 g　　紫九牛 15 g　　红九牛 15 g　　牛膝 15 g

入山虎 6 g　　牛尾菜 15 g

水煎内服。

5　胃痛：

九龙钻 20 g　　九龙盘 10 g　　大钻 20 g　　沉香 10 g

砂仁草 10 g　　九层皮 10 g　　华泽兰 10 g

水煎至 450 mL，分 3 次温服。

麻骨钻

【别名】果米藤、大节藤、大叶买麻藤。

【来源】本品为买麻藤科植物买麻藤 *Gnetum montanum* Markgr. 的干燥藤茎。

【植物形态】

常绿木质藤本。茎枝圆形或扁圆形，茎节膨大，光滑。单叶对生，革质，呈长圆状椭圆形、卵状椭圆形或长圆状披针形，长 10～25 cm，宽 4～11 cm，顶端具钝尖头，基部呈圆形或宽楔形，边全缘。花雌雄异株；球花排成穗状花序，腋生或顶生，球花穗的环总苞在花开时多向外展开；雄球花穗 1～2 回三出分枝，各分枝具 13～17 轮球。

状总苞，每轮环状总苞内有雄花 25～40 枚，花丝连合，约 1/3 伸出；雌球花穗单生或簇生，有 3～4 对分枝，每轮环状总苞内有雌花 5～8 枚。种子核果状，长圆状卵圆形或长圆形，具短柄，熟时假种皮黄褐色或红褐色，有时被银鳞斑。花期 6～7 月，种子 8～9 月成熟。

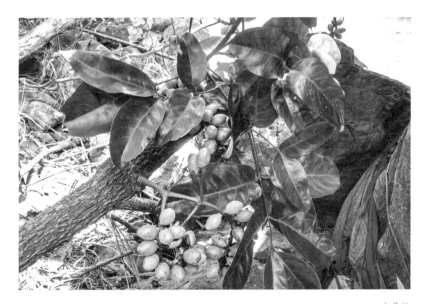

麻骨钻
Mah mbungv nzunx（马逊准）

【采集加工】

全年可采，除去杂质，洗净，润透，切段，晒干。

【性味与归属】

中医：苦，微温。归肝、肺经。

瑶医：苦、涩，平。属风打相兼药。

【功能与主治】

中医：祛风活血，消肿止痛，化痰止咳。用于治疗风湿性关节炎、腰肌劳损、筋骨酸软、跌打损伤、骨折、支气管炎、溃疡病出血、小便不利、蜂窝组织炎。

瑶医：祛风除湿，活血散瘀，消肿止痛。用于治疗播冲、改闷、崩闭闷、扁免崩、波罗盖闷①。

① 波罗盖闷：瑶医病名，相当于现代医学的鹤膝风

【用法用量】

中医：10～30 g。外用适量。

瑶医：15～30 g。外用适量。

精选验方

1　骨折：

麻骨钻（根皮）50 g　　七叶莲（根皮）50 g　　红九牛（根皮）50 g

九节风（叶）60 g　　入山虎（根皮）20 g　　大驳骨（叶）60 g

透骨消60 g　　螃蟹5只（酒炒）　　香鸡兰（叶）50 g

以上各药均为生品，捣碎拌米酒炒热外敷。

2　骨折、跌打损伤：

麻骨钻（皮）、上山虎（皮）、大钻（皮）、大接骨风（叶）、九节风（皮）各适量

捣烂调酒外敷或浸酒外擦。

3　跌打损伤：

麻骨钻30 g　　入山虎30 g　　猛老虎15 g　　毛老虎15 g

鸭仔风30 g　　过山风30 g

浸酒外擦。

葫芦钻

【别名】爬山蜈蚣、石葫芦茶、藤桔。

【来源】本品为天南星科植物石柑子 *Pothos chinensis*（Raf.）Merr. 的干燥全草。

【植物形态】

常绿藤本，攀附石上和树上。叶椭圆形，披针状卵形或披针状长圆形，长6～13 cm，宽1.5～5.6 cm，顶端渐尖或长渐尖，基部钝，无毛；叶柄具宽翅，倒卵状长圆形或楔形。花序单个腋生或顶生；佛焰苞卵兜形；肉穗花序球形或椭圆形；花被片、雄蕊各6。浆果椭圆形，熟时黄绿色或红色。花果期四季。

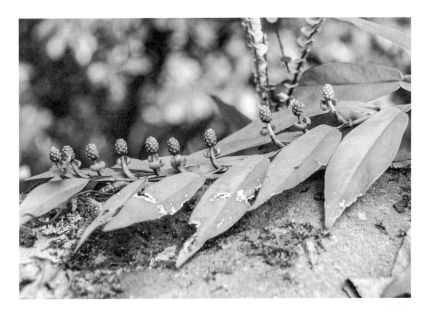

葫芦钻

Hah louh nzunx（哈楼准）

【采集加工】

全年可采，除去杂质，洗净，切段，晒干或鲜用。

【性味与归属】

中医：辛、苦，平。有小毒。归肝、胃经。

瑶医：淡、涩，凉。属打类药。

【功能与主治】

中医：舒筋活络，散瘀消肿，导滞去积。用于治疗风湿痹痛、跌打损伤、骨折、小儿疳积。

瑶医：清热解毒，凉血止血，利尿消肿，用于治疗布浪①、崩闭闷、篮硬种翁、囊暗、怒哈、谷阿强拱、荣古瓦身翁、月藏②、播冲、碰脑。

①布浪：瑶医病名，相当于现代医学的羊吊风、癫痫、癫狂症、精神分裂症。
②月藏：瑶医病名，相当于现代医学的尿血。

【用法用量】

中医：3～15 g。外用适量。

瑶医：10～20 g。外用适量。

注意：孕妇忌服。

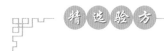

1　腰腿痛：

葫芦钻 20 g　　千斤拔 20 g　　牛尾菜 30 g　　红九牛 15 g
五加皮 15 g　　龙骨风 15 g　　骨碎补 20 g　　五爪风 15 g
白钻 20 g

以上诸药加猪尾炖服，食肉喝汤。

2　咳嗽方一：

葫芦钻 10 g　　石仙桃 15 g　　少年红 10 g　　不出林 10 g
千年竹 10 g　　鱼腥草 10 g　　一箭球 10 g

水煎冲冰糖，内服。

3　咳嗽方二：

葫芦钻 20 g　　石仙桃 15 g　　千年竹 10 g　　少年红 15 g
鱼腥草 10 g

水煎内服。

4　皮肤瘙痒：

葫芦钻 50 g　　扛板归 50 g　　火炭母 50 g　　盐肤木 100 g
熊胆木 100 g

水煎内服。

瑶药概论

槟榔钻

【别名】大血通、大活血、血通、红藤。

【来源】本品为木通科植物大血藤 *Sargentodoxa cuneata*（Oliv.）Rehd. et Wils. 的干燥藤茎。

【植物形态】

　　落叶木质藤本。老茎圆柱形，扭曲，褐色，有沟纹或瘤点，横切面有放射状花纹，鲜断面有红色液汁渗出。三出复叶，叶柄长 5～10 cm；顶生小叶菱形或卵形，长 4～14 cm，宽 3～9 cm，顶端钝，基部楔形，边全缘；侧生小叶斜卵形，两侧不对称，叶脉红色。总状花序腋生，下垂；花单性异株，花萼、花瓣及雄蕊各 6。浆果卵形，肉质，熟时暗蓝色，可食。种子 1 枚，卵形。花期夏季，果期秋季。

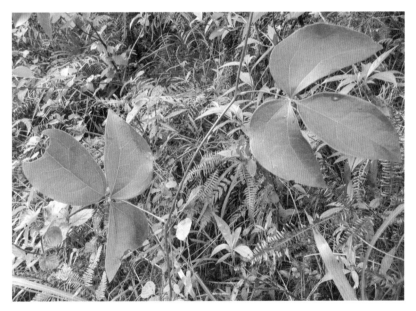

槟榔钻
Borngh lorngh nzunx （绑龙准）

【采集加工】

　　秋、冬季采收，除去侧枝，洗净，润透，切段，干燥。

【性味与归属】

　　中医：苦，平。归大肠、肝经。

瑶医：涩、苦，平。属打类药。

【功能与主治】

中医：清热解毒，活血，祛风止痛。用于治疗肠痈腹痛、热毒疮疡、经闭、痛经、跌扑肿痛、风湿痹痛。

瑶医：活血祛瘀，消肿止痛，通经活络，杀虫。用于治疗崩闭闷、播冲、港叉闷[①]、勉八崩[②]、囊中病[③]、碰累[④]、辣给昧对、谷阿强拱、泵卡西众。

【用法用量】

中医：9～15 g。

瑶医：10～20 g。外用适量。

①港叉闷：瑶医病名。相当于现代医学的阑尾炎。
②勉八崩：瑶医病名。相当于现代医学的风疹、荨麻疹。
③囊中病：瑶医病名。相当于现代医学的蛔虫病、蛲虫病、钩虫病。
④碰累：瑶医病名。相当于现代医学的痢疾。

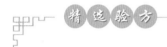

1　肠痈：

　　槟榔钻 20 g　　紫花地丁 15 g　　马齿苋 20 g　　败酱草 20 g

　　马莲鞍 13 g　　元胡 15 g　　九层皮 13 g　　金银花 15 g

　　厚朴 10 g

　　水煎内服。

2　月经不调：

　　槟榔钻 10 g　　白钻 10 g　　小钻 10 g　　走马风 10 g

　　当归藤 15 g　　血党 10 g　　红丝线 10 g　　月季花 6 g

　　水煎内服。

3　经闭腹痛：

　　槟榔钻 20 g　　紫九牛 20 g　　九层风 30 g　　入山虎 6 g

　　红丝线 15 g　　当归藤 20 g　　牛膝 20 g　　桃仁 10 g　　甘草 6 g

　　水煎内服。

第四节　风类药

大白背风

【别名】金雪球、金丝叶、雪球花、绣球花藤、玉绣球、壁梅、石梅、蜡兰、草鞋板、爬岩板、厚叶藤、大叶石仙桃、达斗藤。

【来源】本品为萝藦科植物球兰 *Hoya carnosa*（L.f.）R.Br. 的干燥地上部分。

【植物形态】

常绿肉质藤本，攀附于树上或石上。茎节上生气根，有丰富乳汁。单叶对生，肉质，卵形或卵状长圆形，长3.5～12 cm，宽3～4.5 cm，顶端钝；基部宽楔形或圆形，边全缘。伞形花序式聚伞花序，腋生，花白色。蓇葖果条形，光滑；种子顶端有种毛。花期5～6月，果期7～8月。

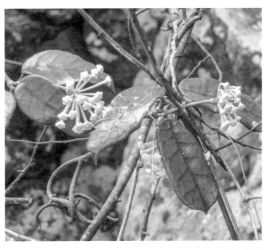

大白背风
Domh baeqc buix buerng（懂别背崩）

【采集加工】

全年均可采收，除去杂质，晒干。

【性味与归属】

中医：微苦，凉。归肺经。

瑶医：微苦、涩，温。属打类药。

【功能与主治】

中医：清热解毒，消肿止痛。用于治疗肺热咳嗽、急性扁桃体炎、急性睾丸炎、跌打肿痛、骨折、疮疖肿痛。

瑶医：祛风消肿，驳骨止痛，活络利湿。用于治疗泵虷怒哈①、桨蛾、哈紧、改对岩闷②、播冲、崩闭闷、也改昧通、疟没通。

①泵虷怒哈：瑶医病名。相当于现代医学的肺炎、肺热咳嗽。

②改对岩闷：瑶医病名。相当于现代医学的睾丸炎。

【用法用量】

干品 10 ～ 20 g，或鲜品 30 ～ 90 g。外用适量。

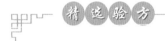

1　**肺热咳嗽：**

大白背风 20 g　　石斛 15 g　　麦冬 20 g　　石仙桃 20 g

三叉苦 15 g　　金银花 20 g　　不出林 30 g

水煎内服。

2　**急性睾丸炎：**

大白背风 10 g　　金耳环 5 g　　灯笼泡 10 g　　牛膝风 10 g

水煎内服。

3　**产后乳道不通：**

大白背风 20 g　　王不留行 10 g　　鹞鹰风 10 g　　路路通 20 g

当归藤 15 g　　五爪风 20 g

水煎内服。

大接骨风

【别名】大接骨、大力王、驳骨消、驳骨草、骨碎草、长生木、小还魂。

【来源】本品为爵床科植物黑叶小驳骨 *Gendarussa ventricosa* （Wall. ex Sims.）Nees 的地上部分。

【植物形态】

常绿灌木，高 1 ～ 3 m。除花序稍被毛外，均无毛，茎节膨大。单叶对生，椭圆形，长 10 ～ 18 cm，宽 3 ～ 7 cm，顶端钝，基部渐狭成短柄，边全缘。穗状花序顶生，有多数阔卵形的苞片，内有花 3 ～ 4 朵；花萼裂片 5 片；花二唇形，白色带红色斑点。果卵形或椭圆形。花期 3 ～ 4 月。

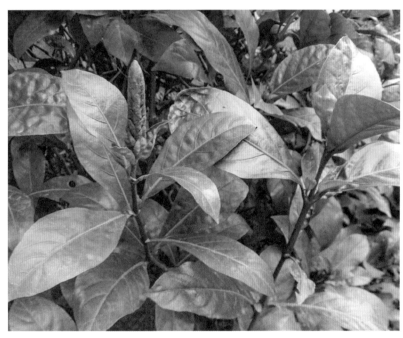

大接骨风

Domh zipv mbungv buerng（懂者迸崩）

【采集加工】

全年可采收，除去杂质，洗净，切段，鲜用或晒干。

【性味与归属】

中医：微酸、微辛，平。归肝、肾、胃经。

瑶医：苦、微涩，平。属打类药。

【功能与主治】

中医：续筋接骨，祛风湿。用于治疗跌打损伤、骨折、风湿骨痛、肋间神经痛。

瑶医：活血散瘀，续筋接骨，消肿定痛。用于治疗播冲、碰脑、崩闭闷。

【用法用量】

中医：9 ～ 15 g。外用适量。

瑶医：干品 10 ～ 20 g，或鲜品 30 ～ 50 g。外用适量。

注意：孕妇忌服。

精 选 验 方

1 **伤筋骨折：**

大接骨风 150 g 　 红九牛（根皮）100 g 　 香鸡兰（叶）100 g

九节风（叶）100 g 　 大黄 30 g 　 青九牛 100 g 　 螃蟹 5 只

以上诸药均为鲜品，共捣碎外敷骨折处，复位后可用杉树皮固定。

2 **骨折、跌打损伤：**

大接骨风 50 g 　 接骨木 50 g 　 麻骨风 30 g 　 九节风 30 g

大红钻 50 g 　 钻地风 30 g 　 大黄 30 g 　 山枝子 30 g

共打粉调酒外敷或浸酒外擦。

3 **跌打肿痛：**

大接骨风 20 g 　 毛老虎 15 g 　 猛老虎 20 g 　 虎杖 20 g

浸酒外擦。

细接骨风

【别名】小接骨、细骨风、驳骨消、驳骨草、骨碎草。

【来源】本品为爵床科植物小驳骨 *Gendarussa vulgaris* Nees 的干燥地上部分。

【植物形态】

常绿小灌木，高 1～2 m，全株光滑无毛，茎节膨大。单叶对生，披针形，长 4～14 cm，宽 1～2 cm，顶端尖至渐尖，基部狭楔形，边全缘。花唇形，白色或带淡紫色斑点；穗状花序顶生或生上部叶腋，苞片钻状披针形。蒴果棒状，无毛。花期 3～4 月。

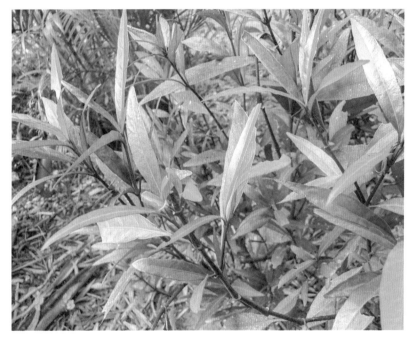

细接骨风
Muonc zipv mbungv buerng（门接逛崩）

【采集加工】

全年均可采收，除去杂质，晒干。

【性味与归属】

中医：辛，温。归肝、肾经。

瑶医：涩、微苦，平。属打类药。

【功能与主治】

中医：祛瘀止痛，续筋接骨。用于治疗跌打损伤、筋伤骨折、风湿骨痛、血瘀经闭、产后腹痛。

瑶医：续筋接骨，祛瘀生新，消肿止痛。用于治疗播冲、碰脑、崩闭闷、眸名肿毒。

【用法用量】

中医：9～15 g。

瑶医：15～20 g。外用适量。

精选验方

1　强筋驳骨：

细接骨风（叶）20 g　　香鸡兰 50 g　　红九牛（根皮）50 g
九节风 50 g　　钻地风 50 g　　上山虎（茎皮）30 g　　青九牛 50 g
以上各药均为鲜品，共捣碎用酒炒热、复位后外敷。

2　骨折、跌打损伤：

细接骨风、大叶半边莲、九节风各适量
捣烂调酒外敷。

3　骨折：

细接骨风（鲜叶）50～100 g　　水蛭（粉）30 g　　杉木炭 50 g
白糖 50 g
捣碎，骨折复位固定后外敷患处。

大散骨风

【别名】大发散、广藤根。

【来源】本品为清风藤科植物灰背清风藤 *Sabia discolor* Dunn. 的干燥藤茎。

【植物形态】

攀缘或铺地木质藤本。单叶互生，宽卵形，长 4～6 cm，宽 2.2～4.4 cm，顶端急尖或钝，基部圆形，边全缘，反卷，下面灰白色，干后黑色，两面无毛。花绿色，先叶开放；聚伞状，有花 2～5 朵。核果近肾形，压扁，中肋宽，呈翅状。花期 3～4 月，果期 5～6 月。

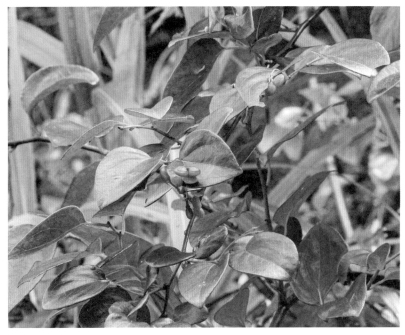

大散骨风
Domh nzaanx mbungv buerng（懂暂迸崩）

【采集加工】

全年采收，洗净，润透，切片，晒干。

【性味与归属】

中医：甘、苦，平。归肝、肾经。

瑶医：苦、涩，平。属打类药。

【功能与主治】

中医：祛风除湿、活血止痛、散毒消肿。用于治疗风湿骨痛、甲状腺肿、跌打损伤、肝炎。

瑶医：祛风除湿，散毒消肿，止痛。用于治疗崩闭闷、碰辘①、布醒蕹、布标②、播冲。

【用法用量】

15～30 g。外用适量。

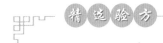

1 风湿骨痛、四肢麻木：

大散骨风 20 g　　青风藤 20 g　　金刚藤 20 g　　络石藤 20 g
小肠风 13 g　　路路通 20 g　　九层风 15 g　　白九牛 20 g
黑九牛 15 g
水煎内服。

2 甲状腺肿、淋巴结炎：

大散骨风 20 g　　破血珠 10 g　　夏枯草 10 g　　香附子 10 g
黄药子 10 g　　柴胡 12 g　　白芍 15 g　　浙贝母 5 g　　肿瘤藤 20 g
水煎内服。

3 骨质增生：

大散骨风 20 g　　麻骨风 15 g　　威灵仙 10 g　　入山虎 10 g
牛尾菜 15 g　　杜仲 15 g　　紫九牛 15 g
水煎内服。

小散骨风

【别名】小发散、烈散端、青风藤。

【来源】本品为清风藤科植物簇花清风藤 *Sabia fasciculata* Lec. ex L. Chen 的干燥藤茎。

【植物形态】

常绿藤状灌木，小枝无毛。单叶互生，长圆状披针形，长5～8 cm，宽 1.5～3 cm，顶端渐尖，基部圆形或楔形，边全缘，叶面绿色，叶背淡绿色。聚伞花序再排成伞房花序式，腋生，有花3～4朵；花萼、花瓣、雄蕊各5。核果有1～2个种子。花期2～3月，果期4～5月。

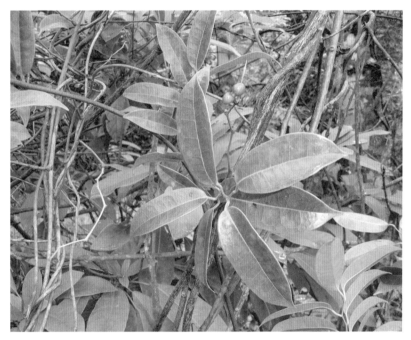

小散骨风
Fiuv nzaanx mbungv buerng（小暂逆崩）

【采集加工】

全年可采，洗净，润透，切片，干燥。

【性味与归属】

中医：甘、微涩，温。入肝经。

瑶医：淡、涩，平。属风打相兼药。

【功能与主治】

中医：祛风除湿，散瘀消肿。用于治疗风湿骨痛、肾炎水肿、甲状腺肿、跌打损伤。

瑶医：祛风除湿，消肿，清肺化痰，降血压。用于治疗泵虾怒哈、样琅病、布醒蕹、布标、崩闭闷、荣古瓦别带病、播冲、碰脑。

【用法用量】

10 ～ 30 g。外用适量。

精选验方

1 风湿骨痛：

小散骨风 100 g　　麻骨风 50 g　　白九牛 60 g　　　九节风 50 g

小红钻 50 g　　来角风 50 g　　小肠风 50 g　　金银花藤 100 g

水煎外洗。

2 产后保健浴：

小散骨风 100 g　　鸭仔风 100 g　　紫九牛 100 g　　下山虎 50 g

走血风 100 g　　来角风 50 g　　牛耳风 100 g

水煎泡浴。

3 脉管炎：

毛冬青 150 g　　金银花藤 100 g　　九层皮 100 g　　黄柏 50 g

丹参 50 g　　九节风 50 g　　刺鸭脚木 50 g　　苍术 30 g

小散骨风 50 g　　朱砂根 50 g　　苦参 50 g

水煎至 4 L，分 3 次外洗患处。

4 化脓性关节炎：

马尾松 100 g　　金银花藤 100 g　　入山虎 20 g　　七叶莲 100 g

大发散 100 g　　小散骨风 100 g　　黄柏 30 g　　十大功劳 20 g

九节风 50 g　　鹰爪风 100 g

水煎至 4 L，外洗局部。

入骨风

【别名】鸡骨常山、翻胃木、黄常山、大金刀、白常山。

【来源】本品为虎耳草科植物常山 *Dichroa febrifuga* Lour. 的干燥根。

【植物形态】

落叶灌木，高 1～2 m。主根表面黄棕色，断面黄色。小枝常带紫色。单叶对生，常椭圆形或倒卵状长圆形，长 8～25 cm，宽 4～8 cm，边有锯齿花蓝色，伞房状圆锥花序顶生或上部叶腋。浆果熟时蓝色。花期 4～6 月，果期 7～8 月。

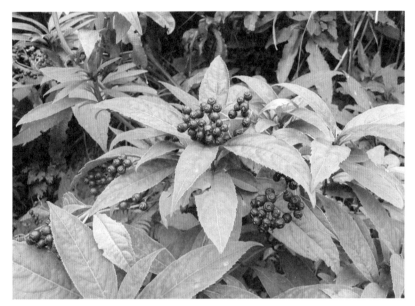

入骨风

Bieqc mbungv buerng（别逆崩）

【采集加工】

秋季采挖，除去须根，洗净，晒干。

【性味与归属】

中医：苦、辛，寒。有毒。归肺、肝、心经。

瑶医：苦，寒。有小毒。属打类药。

【功能与主治】

中医：涌吐痰涎，截疟。用于治疗痰饮停聚、胸膈痞塞、疟疾。

瑶医：抗疟，祛痰，散瘀消肿。用于治疗布种①、哈紧、谷阿惊崩、努哈虷②、更喉闷、眸名肿毒、播冲。

①布种：瑶医病名。相当于现代医学的疟疾。
②努哈虷：瑶医病名。相当于现代医学的淋巴结炎。

【用法用量】

中医：5～9 g。

瑶医：5～10 g。外用适量。

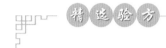

精选验方

1 **疟疾方一：**

入骨风 10 g   甘草 10 g
水煎内服。

2 **疟疾方二：**

入骨风 10 g
经酒炒后水煎内服。

3 **淋巴结炎：**

入骨风 10 g   夏枯草 20 g   白花蛇舌草 20 g   蒲公英 15 g
地丁草 15 g
水煎内服。

4 **骨折：**

入骨风、三妹木、三叉虎、韭菜根各适量
捣烂调米双酒外敷。

5 **跌打撞伤、扭伤肿痛：**

入骨风、钻地风、九节风、小肠风、入山虎各适量
捣烂加酒炒热，外敷患处。

扭骨风

【别名】过岗龙、过山龙、过江龙、牛眼睛。

【来源】本品为豆科植物榼藤 *Entada phaseoloides*（Linn.）Merr. 的干燥藤茎。

【植物形态】

常绿木质大藤本，长约 10 m，老藤扁形，螺旋状扭曲。二回双数羽状复叶，常有羽片 2 对，顶生一对变成卷须；每羽片有小叶 4～8 枚长椭圆，对生，长 3～8.5 cm，宽 1.5～4 cm，顶端钝，微凹，基部楔形，不对称，无毛。花淡黄色；穗状花序单生于叶腋或多个排成圆锥状，花序轴密生黄色绒毛。荚果呈带状，长约 1 m，宽 8～12 cm，弯曲，由多数节组成，熟时逐节脱落，每节内有种子 1 粒。种子近圆形，扁平，紫褐色。花期 3～6 月，果期 8～11 月。

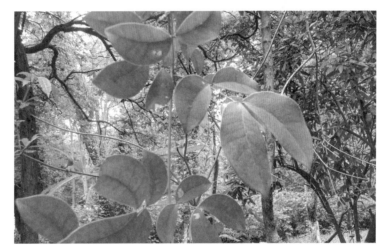

扭骨风
Niouv mbungv buerng（扭逛崩）

【采集加工】

全年可采，除去杂质，洗净，切片，晒干。

【性味与归属】

中医：涩、微苦，凉。有小毒。归肝、肾经。

瑶医：微苦、涩，平。有小毒。属打类药。

【功能与主治】

中医：祛风湿，活络行瘀。用于治疗风湿痹痛、腰腿疼痛、跌扑肿痛。

瑶医：驱风除湿，活血通络。用于治疗崩闭闷、播冲、改闷、扁免崩、改窟臧^①、囊暗。

①改窟臧：瑶医病名。相当于现代医学的痔疮出血。

【用法用量】

9～15 g。

精选验方

1 四肢麻木：

扭骨风 10 g　　麻骨风 15 g　　当归藤 20 g　　暖骨风 15 g
槟榔钻 20 g　　四方钻 15 g　　黑九牛 15 g
水煎内服。

2 腰腿痛方一：

扭骨风 10 g　　大钻 15 g　　千年健 10 g　　入山虎 10 g
九龙钻 15 g　　五加皮 10 g　　双钩钻 10 g　　下山虎 10 g
金耳环 6 g
水煎内服。

3 腰腿痛方二：

扭骨风 20 g　　麻骨风 20 g　　龙骨风 15 g　　杜仲 12 g
牛膝 20 g
水煎内服。

4 便血：

扭骨风 10 g　　生地 15 g　　金银花 10 g　　地榆 15 g
大蓟 10 g　　小蓟 10 g　　木棉花 10 g　　防风 10 g
枳壳 10 g　　磨盘草 10 g　　黄芩 10 g　　甘草 5 g
水煎至 450 mL，分 3 次温服。

5 尿路感染：

扭骨风 10 g　　桃仁 10 g　　笔筒草 10 g　　灯芯草 10 g
追骨风 10 g
水煎内服。

金骨风

【别名】算盘珠、野南瓜、地金瓜、果盒仔、山金瓜、臭山橘、馒头果、狮子滚球。

【来源】本品为大戟科植物算盘子 *Glochidion puberum*（L.）Hutch. 的干燥全株。

【植物形态】

　　落叶灌木，多分枝，高 1～2 m。枝条被黄褐色短柔毛。单叶互生，长圆形、长圆状披针形或倒卵状长圆形，长 3～8 cm，宽 1～3 cm，顶端急尖，基部楔形，边全缘，上面近无毛，下面密被短柔毛。花单性，雌雄同株或异株，无花瓣；花数杂簇生于叶腋，雄花位于小枝下部叶腋，有时雌雄同生一叶腋内。蒴果扁球形，常具 8～10 条纵棱，熟时带红色，密被柔毛。花期 6～9 月，果期 7～10 月。

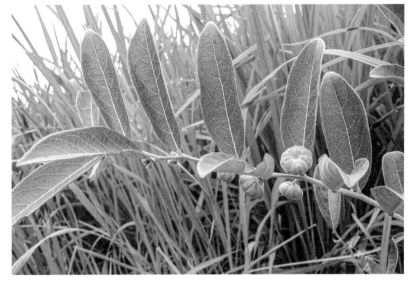

金骨风
Jiemh mbungv buerng（仅迸崩）

【采集加工】

　　全年可采，除去杂质，洗净，切片，晒干。

【性味与归属】

　　中医：微苦、微涩，凉。归肺、肝、胃、大肠经。

　　瑶医：微苦、涩，凉。属风打相兼药。

【功能与主治】

中医：清热利湿，消肿解毒。用于治疗痢疾、黄疸、疟疾、腹泻、感冒发热口渴、咽喉炎、淋巴结炎、带下病、经闭、脱肛、大便下血、睾丸炎、瘰疬、跌打肿痛、蜈蚣咬伤、疮疖肿痛、外痔。

瑶医：清热解毒，消滞止痛，祛风除湿，活血散瘀。用于治疗哈轮、泵卡西众、港虷、碰累、望胆①、布种、更喉闷、港脱②、辣给昧对、改对岩闷、努哈虷、疟椎闷、身谢③、囊暗。

【用法用量】

中医：9～15 g。

瑶医：15～30 g。外用适量。

①望胆：瑶医病名，相当于现代医学的黄疸。

②港脱：瑶医病名，相当于现代医学的脱肛。

③身谢：瑶医病名，相当于现代医学的皮炎湿疹。

精选验方

1 带下病：

金骨风 30 g　　白背桐 20 g　　翻白草 30 g　　马莲鞍 13 g
海螵蛸 20 g　　黄柏 10 g
水煎内服。

2 蜈蚣咬伤：

金骨风嫩叶适量
捣烂敷咬伤处。

3 白带过多：

金骨风 20 g　　白凡木 20 g　　过塘藕 15 g　　鱼腥草 10 g
杜仲 15 g　　五爪风 20 g
水煎内服。

追骨风

【别名】王不留行、爬山虎、凉粉果、巴山虎。

【来源】本品为桑科植物薜荔 *Ficus pumila* Linn. 的干燥带叶茎枝。

【植物形态】

　　攀缘或匍匐灌木，幼枝有不定根，攀缘墙壁或树上。单叶互生，二型，在不生花序托的枝上者较小而薄，心状卵形，长约 2.5 cm，基部不对称；在生花序托的枝上者较大而近革质，卵状椭圆形，长 4～12 cm，宽 2～3 cm，顶端钝基部微心形，边全缘，基出 3 脉，下面网脉凸起呈蜂窝状。隐头花序托具短梗，单生于叶腋，梨形或倒卵形，长约 5 cm，直径 2.5～4 cm，顶部截平，略具脐状凸起，成熟时绿带淡黄色。基部有 3 枝苞片；雄花和瘿花同生一花序托中，雌花生于另一花序托中。花期 5～6 月。

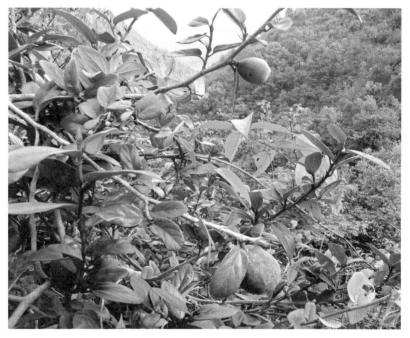

追骨风
Cui mbungv buerng（准逬崩）

【采集加工】

　　秋末、冬初采收，除去杂质，洗净泥沙，捞出，沥干，切段或片，干燥，筛去灰屑。

【性味与归属】

中医：酸，平。归心、肝、肾经。

瑶医：苦、涩，平。属风打相兼药。

【功能与主治】

中医：祛风除湿，活血通络，解毒消肿。用于治疗风湿痹痛、筋脉拘挛、跌打损伤、痈肿。

瑶医：祛风除湿，舒筋通络，活血消肿，通经行气。用于治疗伯公闷[①]、伯公梦[②]、崩闭闷、锥碰江闷、播冲、荣古瓦崩、泵烈竞[③]、碰累、卡西闷、龟斛亮[④]。

【用法用量】

中医：9～15 g。

瑶医：10～30 g。

①伯公闷：瑶医病名。相当于现代医学的头痛。

②伯公梦：瑶医病名。相当于现代医学的头晕、眩晕。

③泵烈竞：瑶医病名。相当于现代医学的尿路感染、淋浊。

④龟斛亮：瑶医病名。相当于现代医学的淋巴炎。

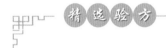

1 **产后缺乳：**

追骨风 30 g 野山参 30 g 五爪风 20 g

与猪脚炖服，食肉喝汤。

2 **不育症：**

追骨风 20 g 刺瓜 10 g 楮实子 10 g 补骨脂 10 g

葫芦巴 10 g 菟丝子 10 g 韭菜籽 10 g

水煎内服或打粉做蜜丸服。

3 **风湿筋骨疼痛：**

追骨风 50 g（该药用量仅供参考） 威灵仙 15 g 入山虎 10 g

过山风 15 g 槟榔钻 15 g 牛耳风 15 g

水煎内服。

穿骨风

【别名】大风叶、白骨风、协美亮、大蚂蚁、白饭木、大叶紫珠。

【来源】本品为马鞭草科植物大叶紫珠 *Callicarpa macrophylla* Vahl 的干燥叶或带叶嫩枝。

【植物形态】

灌木或小乔木，全株密被灰白色长绒毛。单叶对生，长椭圆形或椭圆状披针形，长 9～23 cm，宽 4～11 cm，顶端渐尖，基部钝或楔形，边有锯齿。花紫红色，合生，4 裂；聚伞花序 5～7 次分枝，腋生。核果球形，熟时紫红色，有腺点。花期 6 月，果期 8～11 月。

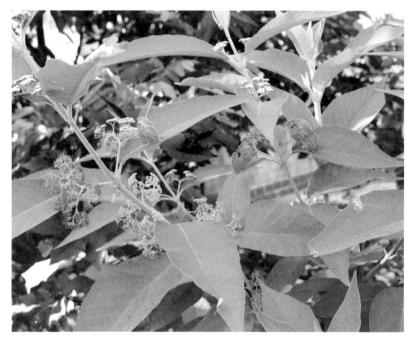

穿骨风
Cunx mbungv buerng（存逛崩）

【采集加工】

夏、秋季采摘，除去杂质，喷淋清水，切段，干燥。

【性味与归属】

中医：辛、苦，平。归肝、肺、胃经。

瑶医：苦、淡，平。属风打相兼药。

【功能与主治】

中医：散瘀止血，消肿止痛。用于治疗衄血、咯血、吐血、便血、外伤出血、跌扑肿痛。

瑶医：止血消炎，祛风除湿，消肿止痛，生肌理口，利尿。用于治疗哈轮、撸藏、怒藏①、毕藏②、冲翠臧、播冲、崩闭闷、辣给昧对、别带病、谷阿强拱、囊暗、古岸闷③。

①怒藏：瑶医病名，相当于现代医学的咯血。
②毕藏：瑶医病名，相当于现代医学的衄血。
③古岸闷：瑶医病名，相当于现代医学的犬咬外伤。

【用法用量】

15～30 g。外用适量。

注意：孕妇慎用。

精选验方

1 咯血：

穿骨风 30 g　　仙鹤草 30 g　　不出林 30 g　　百草霜 10 g
水煎冲百草霜服。

2 消化道出血：

穿骨风 30 g　　仙鹤草 15 g　　红毛毡 15 g　　地榆 20 g
饿蚂蟥 15 g　　十大功劳 15 g　　九层皮 10 g　　猪肚木 15 g
水煎内服。

扁骨风

【别名】铁带藤、扁藤、腰带藤、羊带风、络石藤。

【来源】本品为葡萄科植物扁担藤 *Tetrastigma planicaule*（Hook. f.）Gagnep. 的干燥藤茎。

【植物形态】

木质大藤本，全株无毛。老茎扁带状，分枝稍扁或圆柱状，卷须与叶对生，粗壮，卷曲，不分枝。掌状复叶，互生；5 个叶，长圆状披针形，长 9 ～ 17 cm，顶端渐尖，基部楔形，边有疏齿；叶柄粗壮，长 8 ～ 10 cm。花淡绿色，4 数，复伞形聚伞花序腋生。浆果卵圆形，熟时黄色。花期 3 ～ 4 月。

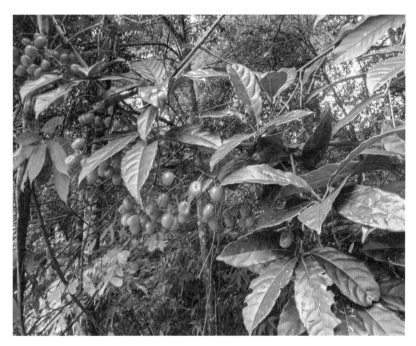

扁骨风

Mbeih mbungv buerng（北逛崩）

【采集加工】

秋、冬季采收，洗净，润透，切片，晒干。

【性味与归属】

中医：辛、酸，平。归肝经。

瑶医：酸、涩，平。属风打相兼药。

【功能与主治】

中医：祛风除湿，舒筋活络。用于治疗风湿痹痛、腰肌劳损、跌打损伤、中风偏瘫、半身不遂。

瑶医：祛风除湿，通络解痉，消肿止血，强筋壮骨。用于治疗播冲、崩闭闷、改闷、板岛闷①、谷阿惊崩、扁免崩、哈鲁、勉八崩。

【用法用量】

中医：30～45 g。

瑶医：15～30 g。外用适量，水煎洗患处。

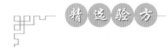

1 肌肉及筋骨疼痛：

扁骨风 20 g	白九牛 20 g	黑九牛 15 g	黑老虎 20 g
浸骨风 15 g	忍冬花 20 g	九节风 20 g	七叶莲 20 g
大肠风 15 g	入山虎 5 g	地钻 20 g	

水煎内服。

2 腰肌劳损：

扁骨风 20 g	红九牛 20 g	入山虎 20 g	扭骨风 20 g
九层风 20 g	独脚风 20 g	扶芳藤 30 g	紫九牛 20 g
龙骨风 20 g	血风 20 g		

浸酒内服、外擦。

3 腰腿痛：

| 扁骨风 20 g | 龙骨风 20 g | 麻骨风 15 g | 紫九牛 15 g |
| 杜仲 15 g | 牛膝 20 g | 入山虎 6 g | |

水煎内服。

4 荨麻疹：

扁骨风（鲜藤）20～30 g

水煎外洗患处。

5 肩周炎：

扁骨风 15 g 　　当归藤 15 g 　　爬墙风 15 g 　　枫树寄生 15 g

松寄生 15 g 　　半荷风 20 g 　　扭骨风 10 g

水煎内服。

破骨风

【别名】散骨藤、碎骨风、光清香藤、细入骨风。

【来源】本品为木犀科植物清香藤 *Jasminum lanceolarium* Roxb. 的干燥全株。

【植物形态】

木质藤本，全株无毛。三出复叶，对生，小叶革质，卵圆形，边全缘形或披针形，长 5～13 cm，宽 1.5～5 cm，顶端短尖，基部宽楔形或圆形，过全缘，两面光亮，花白色；复聚伞花序顶生。浆果球形或卵形。花期 6～10 月，果期 9 月至第二年 4 月。

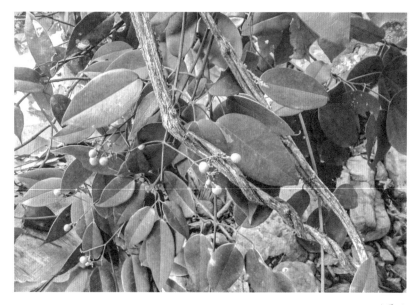

破骨风
Paaix mbungv buerng（排迸崩）

【采集加工】

全年均可采收，除去杂质，晒干。

【性味与归属】

中医：苦、辛，平。归心、肝经。

瑶医：涩、微苦，平。属打类药。

【功能与主治】

中医：活血破瘀，理气止痛。用于治疗风湿痹痛、跌打骨折、外伤出血。

①改布闷：瑶医
病名。相当于现代医
学的腰膜痛。
②布锥累：瑶医
病名。相当于现代医
学的痈疽。

瑶医：祛风除湿，活血散瘀，消肿止痛。用于治疗崩
闭闷、改布闷①、播冲、眸名肿毒、布锥累②。

【用法用量】

15～20 g。外用适量。

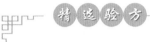

1　游走风：

破骨风 15 g　　黑九牛 15 g　　小散骨风 20 g　　过山虎 10 g

忍冬藤 20 g　　四方钻 15 g　　刺五加 15 g

水煎内服。

2　骨折、骨裂、跌打损伤：

破骨风、爬山虎各适量

浸酒内服或外擦。

3　跌打损伤：

破骨风 20 g　　麻骨风 20 g　　过山风 20 g　　九节风 20 g

鸭仔风 20 g　　入山虎 20 g　　猛老虎 20 g

40 度以上米酒 1000 mL

浸泡 7 日后，取药酒外擦患处。

4　风湿痛：

破骨风 15 g　　五加皮 15 g　　鸭灶咪 15 g　　当归 15 g

肉桂 10 g

水煎内服。

5　无名肿毒：

破骨风 30 g（该药用量仅供参考）　　天花粉 10 g　　九节风 20 g

金耳环 30 g　　金银花 6 g　　犁头草 20 g　　苦参 15 g

路边菊 30 g　　白纸扇 30 g

水煎内服。

浸骨风

【别名】灯笼草、马尾松筋、吊壁伸筋、石子藤、石子藤石松。

【来源】本品为石松科植物藤石松 *Lycopodiastrum casuarinoides*（Spring）Holub ex Dixit 的干燥地上部分。

【植物形态】

攀缘藤本，长达 10 m，淡黄绿色。主茎下部叶稀少，叶螺旋状排列，钻状披针形，顶端长渐尖，膜质，灰白色。分枝为多回二叉分枝，末回分枝细长，下垂，扁平，叶排成三列，其中一列较小。孢子囊穗呈圆柱形，长约 3 cm，生于末回分枝的顶端，两两成对，具长柄。孢子囊近圆形，生于孢子叶腋部。

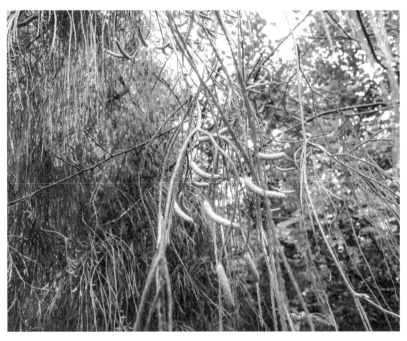

浸骨风
Ziemx mbungv buerng（浸逛崩）

【采集加工】

全年可采收，除去杂质，洗净，切段，晒干。

【性味与归属】

中医：微甘，温。归肝、肾经。

瑶医：微甘，温。属风打相兼药。

【功能与主治】

中医：舒筋活血，祛风湿。用于治疗风湿关节痛、跌打损伤、月经不调、盗汗、夜盲症。

瑶医：祛风活血，消肿镇痛，舒筋活络。用于治疗崩闭闷、锥碰江闷、播冲、改闷、辣给昧对、眸名肿毒、汪逗卜冲[①]。

【用法用量】

中医：10～30 g。

瑶医：15～30 g。外用适量。

①汪逗卜冲：瑶医病名，相当于现代医学的烫伤、烧伤。

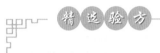

精选验方

1　风湿性关节炎：

浸骨风 20 g	九节风 20 g	防己 10 g	白九牛 20 g
金钱风 10 g	青风藤 20 g	鸭仔风 15 g	麻骨风 10 g
金刚根 20 g	牛膝风 15 g		

水煎内服。

2　外伤后关节屈伸不利：

| 浸骨风 30 g | 青九牛 30 g | 四方钻 30 g | 糯米风 30 g |

水煎外洗。

3　风湿痹痛：

| 浸骨风 100 g | 麻骨风 100 g | 鸭仔风 100 g | 入山虎 100 g |
| 九节风 100 g | 过山风 100 g | 土砂仁 60 g | |

水煎外洗全身。

黄骨风

【别名】黄鳍藤、老鼠屎、大黄鳍藤、筛箕藤、铁包金、羊母锁、老鼠藤、皱皮草。
【来源】本品为鼠李科植物多花勾儿茶 *Berchemia floribunda* （Wall.） Brongn. 的干燥全株。

【植物形态】

攀缘灌木，茎长达6 m。小枝黄绿色，光滑，无毛。单叶互生，卵形或卵状椭圆形，长2～7 cm，宽1～3.5 cm，顶端锐尖，基部圆形或近心形，边全缘，侧脉8～12对，上面深绿色，下面粉绿色。花黄色，花萼、花瓣、雄蕊各5；聚伞圆锥花序生于枝顶。核果近圆柱状，熟时紫黑色，可食。花期7～10月，果期第二年4～7月。

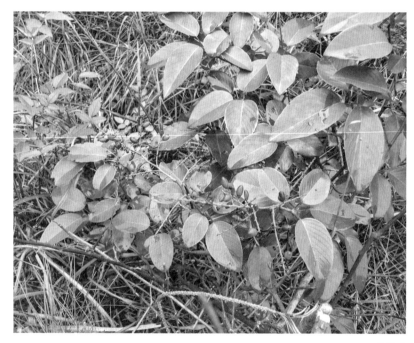

黄骨风
Wiangh mbungv buerng（往迸崩）

【采集加工】

全年采收，除去杂质，洗净，切段，晒干。

【性味与归属】

中医：甘，平。归肝、胆经。

瑶医：微涩，平。属风打相兼药。

【功能与主治】

中医：清热，凉血，利尿，解毒。用于治疗衄血、黄疸、风湿腰痛、经前腹痛、风毒流注、伤口红肿。

瑶医：清热利湿，舒筋活络，活血调经，止痛。用于治疗望胆篮豻、篮硬种翁、辣给昧对、辣给闷、卡西闷、崩闭闷、哈路[①]、囊中病、疟椎闷、播冲、囊暗。

① 哈路：瑶医病名。相当于现代医学的肺结核。

【用法用量】

15～30 g。外用适量。

精 选 验 方

1 黄疸肝炎：

| 黄骨风 20 g | 山栀子 15 g | 虎杖 13 g | 田基黄 20 g |
| 白纸扇 20 g | 水石榴 20 g | 鸡仔莲 30 g | |

水煎内服。

2 肝硬化：

| 黄骨风 20 g | 山稔 20 g | 水石榴 20 g | 大田基黄 20 g |
| 隔山香 10 g | 急惊风 10 g | 金线风 20 g | 山栀根 30 g |

水煎内服。

3 经前腹痛：

| 黄骨风 15 g | 当归藤 15 g | 紫九牛 15 g | 九层风 15 g |
| 香附子 15 g | 入山虎 10 g | 红丝线 10 g | |

水煎内服。

麻骨风

【别名】木花生、大节藤。

【来源】本品为买麻藤科植物小叶买麻藤 *Gnetum parvifolium*（Warb.）C. Y. Cheng ex Chun 的藤茎。

【植物形态】

常绿木质藤木，茎枝圆形，膨大，老藤外皮黑褐色，有灰褐色皮孔，横切面可见5层黑色圆圈，幼枝易脱节。单叶对生，革质，椭圆形或长卵形，长4～10 cm，宽2.5～3.5 cm，顶端急尖或钝圆。基部楔形，边全缘，两面无毛。花雌雄异味，球花排成穗状花序，常腋生，稀顶生，球花穗的环状总苞在花开时不展开而直立紧闭或稍外展。雄球花穗不分枝或一次（三出或成对）分枝，其上有5～12轮环状总苞；雌球花穗1～3出分枝。种子核果状，长椭圆形，或微呈倒卵状，无柄，熟时假种皮红色。花期6～7月，种子8～9月成熟。

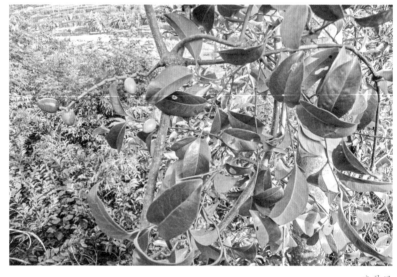

麻骨风
Mah mbungv buerng（麻逆崩）

【采集加工】

全年可采，除去杂质，洗净，润透，切段，晒干或鲜用。

【性味与归属】

中医：苦，微温。归肾、肝、肺经。

瑶医：淡、微苦，平。有小毒。属风打相兼药。

【功能与主治】

中医：祛风活血，消肿止痛，化痰止咳。用于治疗风湿性关节炎、腰肌劳损、筋骨酸软、跌打损伤、骨折、支气管炎、溃疡病出血、小便不利、蜂窝组织炎。

瑶医：祛风除湿，散毒消肿，化痰止咳。用于治疗崩闭闷、改闷、扁免崩、哈紧、布醒蠬、播冲、布锥累。

【用法用量】

中医：10 ~ 30 g。外用适量。

瑶医：干品 10 ~ 30 g，或鲜品 30 ~ 60 g。外用适量。

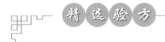

1 风湿骨痛：

麻骨风 15 g　　黑九牛 15 g　　当归藤 20 g　　忍冬藤 20 g
浸骨风 15 g　　铜钻 15 g　　　白九牛 20 g　　鸭脚风 15 g
入山虎 5 g　　　大钻 20 g　　　铜皮铁骨 15 g
水煎内服。

2 骨折：

麻骨风、九节风、黑节风、大钻、山杜仲各适量
捣烂酒调外敷。

3 腰肌劳损：

麻骨风 15 g　　龙骨风 15 g　　牛大力 15 g　　千斤拔 10 g
刺五加皮 10 g　　血风藤 15 g　　杜仲 10 g
与猪龙骨炖服。

4 痛风：

下山虎 30 g　　入山虎 30 g　　麻风草 30 g　　独活 30 g
土鳖虫 10 g　　威灵仙 30 g　　清风藤 30 g　　大发散 30 g
七叶莲 30 g　　防风 30 g　　　蜈蚣 3 条　　麻骨风 30 g
加白酒浸泡，外擦患处。

冷骨风

【别名】水莲藕、水沉莲、黄金莲、鱼虱草、水荷晰。

【来源】本品为睡莲科植物萍蓬草 *Nuphar pumilum* (Hoffm.) DC. 的干燥根茎。

【植物形态】

多年生水生草本，根茎粗，横卧。叶漂浮于水面，卵形或宽卵形，长 6～17 cm，宽 6～12 cm，基部深心形，具弯缺成 2 片远离的圆钝裂片，上面光亮，下面密生柔毛，侧脉羽状排列，数回二歧分叉；叶柄有柔毛。花单生于花梗顶端，漂浮于水面，直径 3～4 cm；萼片 5 片，革质，黄色，花瓣状；花瓣多数，狭楔形；雄蕊多数；子房上位。浆果卵形，长 3 cm，不规则开裂，具宿存萼片和柱头。

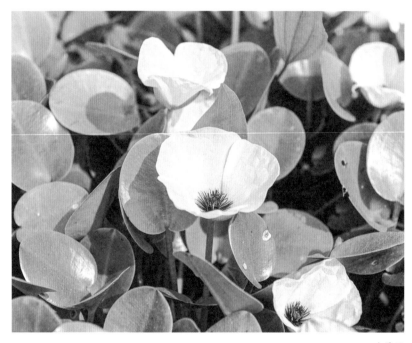

冷骨风
Naanx mbungv buerng（南迸崩）

【采集加工】

全年可采，除去须根及叶，洗净，切片，晒干。

【性味与归属】

中医：甘，寒。归脾、胃、肝、肾经。

瑶医：甘，寒。属风类药。

【功能与主治】

中医：补脾健胃，凉血调经。用于治疗食欲不振、月经不调、痛经、行经淋漓不断。

瑶医：止咳补虚，除蒸止汗，祛瘀调经，止血。用于治疗尼椎改闷、哈路、悲寐捆、辣给昧对、泵卡西众、冲翠臧。

【用法用量】

干品 9 ～ 15 g，或鲜品 50 ～ 100 g。

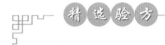

1 月经过不调，行经淋漓不尽：

冷骨风 20 g（该药用量仅供参考）

水煎取 500 mL 冲百草霜 10 g，分早中晚三次内服。

2 胃脘胀，嗳气，不思饮食：

冷骨风 15 g　　茯苓 20 g　　白术 10 g　　山楂 10 g　　厚朴皮 10 g

水煎取 500 mL 分早中晚 3 次温服。

3 产后风：

冷骨风 20 g（该药用量仅供参考）　　走血风 10 g　　暖骨风 10 g

白面风 10 g　　鬼刺风 5 g

水煎内服。

【别名】山一身保暖、铁牛皮、山瑞香。

【来源】本品为瑞香科植物毛瑞香 *Daphne kiusiana* Miq. var. atrocaulis（Rehd.）F. Maekawa 的干燥全株。

【植物形态】

常绿灌木，高 0.5～1 m，幼枝和老枝均为深紫色或紫褐色，无毛。单叶互生，厚纸质，椭圆形或倒披针形，长 5～10 cm，宽 1.5～3.5 cm，顶端钝或急尖，基部楔形，边全缘，无毛；侧脉明显。花白花，芳香；头状花序顶生，常有花 5～13 朵，无总花梗。核果卵状椭圆形，熟时红色。花期 11～12 月，果期第二年 4～5 月。

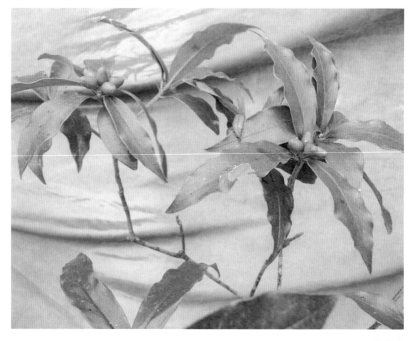

暖骨风
Gorm mbungv buerng（公坆崩）

【采集加工】

全年可采，除去杂质，洗净，切片，干燥。

【性味与归属】

中医：辛、苦，温。有小毒。归肺、脾经。

瑶医：甘、辛，温。有小毒。属风类药。

【功能与主治】

中医：祛风除湿，调经止痛，解毒。用于治疗风湿骨痛、手足麻木、月经不调、经闭、产后风湿、跌打损伤、骨折、脱臼。

瑶医：温经散寒，祛风除湿，健脾化湿，养血补肝。用于治疗崩闭闷、锥碰江闷、辣给昧对、昧埋荣①、别带病、荣古瓦崩、播冲、碰脑、碰作②。

①昧埋荣：瑶医病名。相当于现代医学的不孕症。
②碰作：瑶医病名。相当于现代医学的脱白。

【用法用量】

3 ～ 15 g。外用适量。

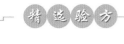

1 **坐骨神经痛：**

暖骨风 100 g　　浸骨风 100 g　　青九牛 50 g　　忍冬藤 100 g
入山虎 30 g　　四方钻 100 g　　鸟不站 100 g
水煎泡洗疼痛处。

2 **不孕症：**

暖骨风 10 g　　韭菜籽 10 g　　血党 10 g　　黄花倒水莲 15 g
当归藤 20 g
水煎内服。

3 **恶露不绝：**

暖骨风 10 g　　五爪风 20 g　　黄花倒水莲 15 g　　红毛毡 20 g
仙鹤草 20 g　　杜仲 15 g　　金樱肉 20 g
与鸡肉炖服。

4　脾胃虚寒：

暖骨风 10 g　　大肠风 10 g　　饿蚂蟥 10 g　　臭屁藤 15 g

水牛奶 15 g　　地钻 15 g

水煎内服。

5　风湿骨痛：

暖骨风 15 g　　半荷风 15 g　　走血风 15 g　　山莲藕 15 g

红九牛 15 g　　大钻 20 g　　小钻 20 g　　黑九牛 20 g

麻骨风 20 g　　黄九牛 20 g

水煎内服。

保暖风

【别名】一身保暖、蒙花、蒙雪花皮、梦花。

【来源】本品为瑞香科植物结香 *Edgeworthia chrysantha* Lindl. 的干燥全株。

【植物形态】

落叶灌木，高 1～2.5 m。枝通常三叉状，皮棕红色，柔韧，具皮孔和半圆形凸起的叶痕，有长柔毛。单叶互生，簇生枝顶，椭圆状长圆形或长圆状倒披针形，长 6～20 cm，宽 2～5 cm，顶端急尖，基部楔形，下延，边全缘，两面有毛。花黄色，头状花序腋生。核果卵形。花期冬末至第二年早春，果期第二年 8 月。

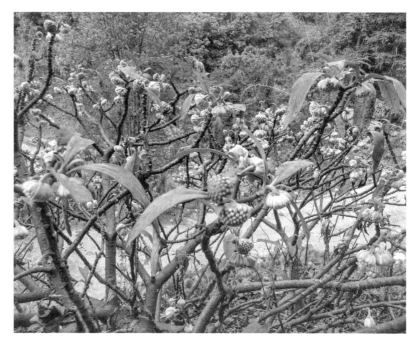

保暖风
Buv gorm buerng（不公崩）

【采集加工】

全年可采，洗净，切片，晒干。

【性味与归属】

中医：甘，温。归肝、肾经。

瑶医：甘、辛，温。属风类药。

【功能与主治】

中医：舒筋络，益肝肾。用于治疗跌打损伤、风湿痹痛、夜盲症、小儿抽筋。

瑶医：舒筋活络，益肝补肾，健脾补血，消肿散寒。用于治疗播冲、崩闭闷、望胆篮虷、娄精、辣给闷、藏紧邦[①]、辣给昧对、产后恶露过多、产后虚弱、本藏、夜盲症、醒蕹、哈鲁、谷阿惊崩、扁免崩、播冲、碰脑。

【用法用量】

10～30 g。外用适量。

精选验方

1 产后虚弱：

保暖风 30 g　　十全大补 30 g　　五爪风 30 g

与鸡肉炖服，食肉喝汤。

2 产后恶露过多：

保暖风 10 g　　红背菜 10 g　　茜草 10 g

水煎取汁，煮鸡蛋内服。

3 痛经：

保暖风 20 g　　九层风 20 g　　血风藤 15 g　　当归藤 15 g

血党 15 g　　茜草（根）15 g

水煎内服。

三角风

【别名】三角枫、类角枫、追风藤、上树蜈蚣、钻天风。

【来源】本品为五加科植物常春藤 *Hedera nepalensis* K .Koch var. sinensis（Tobl.）Rehd 的干燥全株。

【植物形态】

常绿藤本，长 3 ～ 20 m，有气根。单叶互生，二型，在营养枝上的叶为三角门状卵形或戟形，长 5 ～ 12 cm，宽 3 ～ 10 cm，顶端急尖或渐尖，基部宽楔形或微心形，边全缘或三裂；花枝上的叶为椭圆状披针形或椭圆状卵形，边全缘。花 5 数，黄白色或淡绿白色，伞形花序单个或多个复组成总状花序顶生。浆果球形，熟时红色或黄色。花期 9 ～ 10 月，果期第二年 4 ～ 6 月。

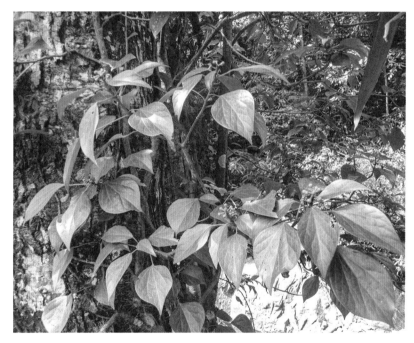

三角风

Faamh gorqv buerng（凡各崩）

【采集加工】

全年均可采收，除去杂质，晒干。

【性味与归属】

中医：苦、涩，平。归肝、脾、肺经。

瑶医：苦、涩，平。属风打相兼药。

【功能与主治】

中医：舒筋散风，清热解毒，消肿止痛，强腰膝。用
于治疗感冒咳嗽、胃脘痛、风湿痹痛、跌打损伤。

瑶医：清热解毒，活血祛风，消肿止痛，强腰膝。用
于治疗哈轮怒哈①、卡西闷、崩闭闷、播冲。

① 哈轮怒哈：瑶
医病名。相当于现代
医学的感冒咳嗽。

【用法用量】

15～30 g。外用适量。

精 选 验 方

1 **风湿骨痛：**

三角风 15 g   黑老虎 20 g   白九牛 20 g   大散骨风 20 g
青风藤 20 g
水煎内服。

2 **失音：**

三角风 30 g   虫蜕 30 g
水煎内服。

3 **胃脘痛：**

三角风 15 g   小毛蒌 15 g   土砂仁 10 g   厚朴 10 g
元胡 15 g
水煎内服。

4 **腰肌劳损：**

三角风 30 g   地钻 30 g   五爪风 30 g   紫九牛 30 g
山莲藕 30 g   当归藤 20 g   九龙钻 30 g   甘草 6 g
水煎内服。

瑶药概论

四季风

【别名】土细辛、四大天王。

【来源】本品为金粟兰科植物丝穗金粟兰 *Chloranthus fortunei*（A.Gray）Solms-Laub. 的干燥全株。

【植物形态】

多年生草本，茎直立不分枝，高 40～60 cm。单叶，常 4 片，生于茎上部，宽椭圆形，倒卵形或卵状椭圆形，长 10～20 cm，宽 5～11 cm，顶端急尖或渐尖，基部楔形，边有钝齿，齿端有腺体；叶柄长不到 1 cm。穗状花序单个，两歧或总状分枝，顶生，总花梗长 5～8 cm；花无花被，雄蕊 3 枚，核果卵球形。花期 4 月。

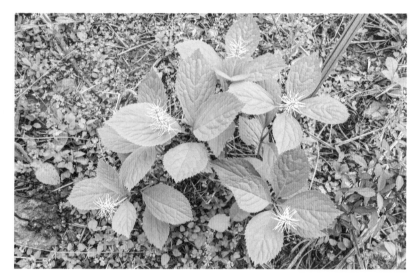

四季风

Feix gueix buerng（肥桂崩）

【采集加工】

全年可采，晒干。

【性味与归属】

中医：辛、苦，温。有小毒。归肺、肝经。

瑶医：苦、辛，温。有毒。属打类药。

【功能与主治】

中医：祛风散寒，解毒消肿。用于治疗风湿性关节炎、慢性肠胃炎、菌痢、风寒咳嗽、跌打肿痛、疮疖肿毒。

瑶医：散寒止咳，解毒消肿，活血止痛，祛风除湿。用于治疗崩闭闷、谷阿惊崩、播冲、眸名肿毒、囊暗。

【用法用量】

0.5 ～ 3 g。外用 10 ～ 30 g。

注意：有心脏病、吐血史者及孕妇忌服。

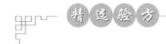

1　跌打损伤：

四季风 50 g（该药用量仅供参考）　　寮刁竹 50 g

上山虎（茎皮）50 g　　拐子豆 50 g　　大黄 30 g

混合研粉浸泡 75% 酒精适量外擦。

2　胃痛：

四季风 10 g（该药用量仅供参考）　　水田七 10 g　　救必应 10 g

入山虎 10 g　　大钻 10 g　　山菠萝（果）10 g

水煎内服。

3　四肢麻木：

四季风 10 g（该药用量仅供参考）　　桑寄生 20 g　　威灵仙 15 g

紫九牛 15 g　　桂枝 10 g　　走马胎 15 g

水煎内服。

4　毒蛇咬伤、痈疮疔肿：

四季风（根）3 g　　七仔莲 15 g

水煎内服，另用上药适量，捣烂搽伤口周围。

5　小儿高热惊风：

四季风 1 ～ 1.5 g

捣烂冲开水取汁服，并用叶适量烤热搽全身。

五层风

【别名】葛藤、葛麻藤、粉葛、干葛、卡唐美。

【来源】本品为豆科植物野葛 *Pueraria lobata*（Willd.）Ohwi 的干燥根，习称野葛。

【植物形态】

　　缠绕藤本，块根肥厚；全株被黄色长硬毛。羽状 3 小叶，顶生小叶菱状卵形，长 5.5 ～ 19 cm，宽 4.5 ～ 19 cm，顶端渐尖，基部圆形，边全缘或有时中部以上浅裂，侧生小叶稍偏斜；托叶盾形，小托叶针状。总状花序腋生，花多密集；花蝶形，紫红色。荚果条形，长 5 ～ 10 cm，扁平。花期 4 ～ 8 月，果期 8 ～ 10 月。

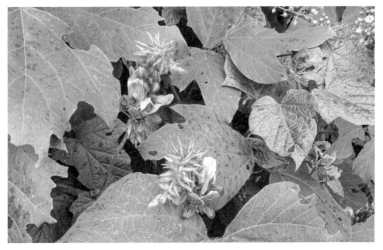

五层风
Ba nzangh buerng（巴掌崩）

【采集加工】

　　秋、冬季采挖，趁鲜切成厚片或小块，干燥。

【性味与归属】

　　中医：甘、辛，凉。归脾、胃、肺经。

　　瑶医：甘，平。属风打相兼药。

【功能与主治】

　　中医：解肌退热，生津止渴，透疹，升阳止泻，通经活络，解酒毒。用于治疗外感发热头痛、项背强痛、口渴、消渴、麻疹不透、热痢、泄泻、眩晕头痛、中风偏瘫、胸痹心痛、酒毒伤中。

瑶医：解表退热，生津止渴，透疹，止泻。用于治疗标蛇痧①、伯公闷、泵卡西、碰累、白灸闷②、样琅病、泵烈竞、港脱。

【用法用量】

中医：10 ～ 15 g。

瑶医：10 ～ 30 g。外用适量。

精选验方

1 高血压方一：

五层风 30 g　　野山蕉 20 g　　毛冬青 30 g　　野菊花 20 g
山楂 15 g
水煎内服。

2 高血压方二：

五层风 30 g　　毛冬青 30 g　　鹰爪风 15 g　　丹参 20 g
水煎内服。

3 蛇咬伤：

五层风 30 g　　过山风 50 g　　南蛇风 50 g　　半枝莲 20 g
扛板归 20 g
水煎外洗。

4 麻疹不透：

五层风 20 g　　假紫苏 10 g　　野油麻 10 g
水煎内服。

5 风热感冒：

五层风 9 g　　金银花 15 g　　山鸡米 12 g　　薄荷 9 g
水煎内服。

五指风

【别名】五指柑、黄荆条、黄荆子、布荆、荆条、蚊子柴黄。
【来源】本品为马鞭草科植物黄荆 *Vitex negundo* L. 的干燥全株。

【植物形态】

落叶灌木或小乔木，高达 5 m。叶为掌状复叶，小叶常 5 枚，有时 3 枚，椭圆状卵形或披针形，中间小叶长 4 ～ 13 cm，宽 1 ～ 4 cm，侧生小叶依次渐小，顶端渐尖，基部楔形，边通常具粗齿，背面密被灰白色绒毛。聚伞花序排成圆锥花序式，顶生；花淡紫色，二唇形，雄蕊 4 枚，2 长 2 短。核果近球形。花期 4 ～ 6 月，果期 7 ～ 10 月。

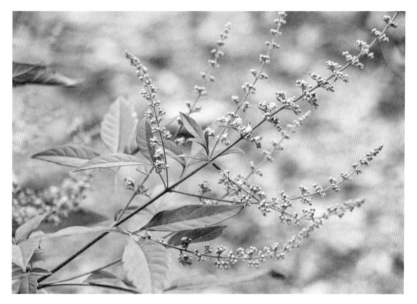

五指风
Ba ceiv buerng（巴齿崩）

【采集加工】

全年可采，除去杂质，洗净，根切厚片，茎枝切段，阴干。

【性味与归属】

中医：微苦、辛，温。归肺、胃经。

瑶医：微苦、辛，温。属风打相兼药。

【功能与主治】

中医：清热止咳，化痰湿，理气止痛。用于治疗感冒、咳嗽、慢性支气管炎、哮喘、风湿痹痛、胃痛、泄痢。

瑶医：清热解毒，祛风解表，行气止血，消肿，镇咳。
用于治疗标蛇痧、怒哈、哈鲁、卡西闷、泵卡西众、月窖
浆辣贝①、身谢。

①月窖浆辣贝：
瑶医病名，相当于现
代医学的尿路结石、
膀胱结石、肾结石

【用法用量】

中医：6～30 g。

瑶医：干品6～30 g，或鲜品30～60 g。外用适量。

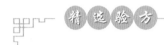

1 尿路感染：

五指风20 g   车前草30 g   白茅根20 g   雷公根20 g
海金沙（藤）20 g
水煎内服。

2 小儿感冒发烧：

五指风适量
水煎外洗。

3 哮喘：

五指风（根）10 g   颠茄（根）10 g   马兜铃10 g
与猪瘦肉100 g炖服。

4 急性肠胃炎：

五指风（叶）30 g
洗净捣烂，冲开水浸泡片刻，取汁内服，每日3～4剂。

5 呕吐：

五指风（嫩苗）30 g   枫香（嫩苗）30 g   折耳根30 g
水煎内服。

五爪风

【别名】五指毛桃、五指牛奶、土黄芪、五爪龙。

【来源】本品为桑科植物粗叶榕 *Ficus hirta* Vahl. 的干燥根。

【植物形态】

　　灌木或小乔木，嫩枝中空，小枝、托叶、叶和花序均被短硬毛。单叶互生，多型，长椭圆状披针形，狭或广卵形，长 8～25 cm，宽 4～10 cm，顶端急尖或渐尖，基部圆形或心形，常为 3～5 深裂，边有时有锯齿或他缘，上面粗糙，基出 3～7 脉。花序托成对腋生或生于已落叶的叶腋，球形，直径 5～10 mm，顶部有脐状凸体。花期 4 月。

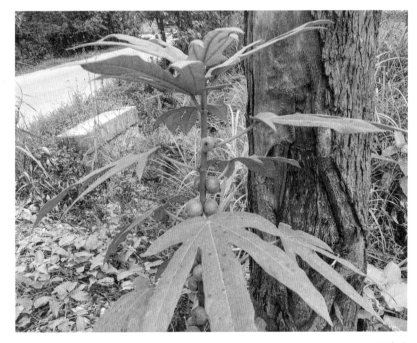

五爪风
Ba ngiuv buerng（巴扭崩）

【采集加工】

　　全年可采，除去杂质，洗净，切片，晒干。

【性味与归属】

　　中医：甘，平。归脾、肺、胃、大肠、肝经。

　　瑶医：甘，微温。属风类药。

【功能与主治】

中医：健脾益气，行气利湿，舒筋活络。用于治疗脾虚浮肿、食少无力、肺痨咳嗽、盗汗、带下、产后无乳、风湿痹痛、水肿、鼓胀、肝胆湿热、跌打损伤。

瑶医：健脾益气，化湿舒筋，行气止痛，止咳化痰，补肺通乳。用于治疗兔黑身翁、哈路、哈紧、篮虷、篮硬种翁、卡西闷、崩毕扭、崩闭闷、疟没通、荣古瓦崩、本藏、港脱、病后体虚、产后虚弱。

【用法用量】

15～30 g。

精 选 验 方

1　**肺结核：**

五爪风 20 g　　走马风 20 g　　红毛毡 13 g　　百部 20 g
天冬 15 g　　麦冬 20 g　　白英 20 g　　龙葵 15 g
白及 15 g　　重楼 10 g　　牛大力 20 g　　甘草 10 g　　千年竹 15 g
水煎内服。

2　**产后乳汁不足方一：**

五爪风 20 g　　刺瓜 20 g　　广王不留行 10 g　　土党参 15 g
黄豆 100 g
与猪蹄适量炖服。

3　**产后乳汁不足方二：**

五爪风 20 g　　王不留行 15 g　　当归藤 20 g　　十全大补 15 g
水煎内服。

4 **慢性支气管炎：**

五爪风 30 g　　杜鹃花 25 g　　公介 30 g　　臭耳根 12 g

白面风 9 g　　百眼藤 15 g

水煎内服。

5 **病后体虚：**

五爪风 30 g　　山莲藕 30 g　　地钻 20 g　　大补药 15 g

同猪骨头炖服。

6 **盗汗：**

金樱子 50 g　　五爪风 30 g　　白背风 50 g　　金银花藤 50 g

枫树皮 50 g　　盐肤木 100 g　　防风 20 g　　九节风 50 g

荆芥 20 g

水煎至 50 L，泡洗全身。

九节风

【别名】接骨金粟兰，接骨茶，九芦茶、节节茶、肿节茶、肿节风。

【来源】本品为金粟兰科植物草珊瑚 Sarcandra glabra（Thunb.）Nakai 的干燥全草。

【植物形态】

常绿亚灌木，高 50～120 cm，茎、枝节膨大。单叶对生，卵状披针形或卵状椭圆形，长 5～15 cm，宽 3～7 cm，顶端急尖或渐尖，基部楔形，边有锯齿，齿尖有腺体；叶柄基部全生成鞘状。穗状花序顶生，常分枝呈圆锥状；花无花被；雄蕊 1 枚。核果球形，熟时红色。花期 6 月，果期 8～9 月。

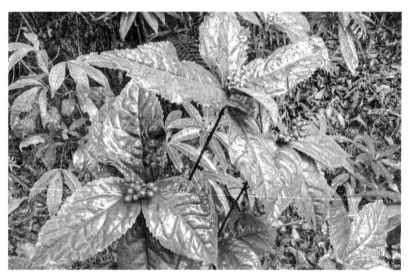

九节风

Nduoh nyaatv buerng（堵呀崩）

【采集加工】

夏、秋季采收，除去杂质，晒干。

【性味与归属】

中医：苦、辛，平。归心、肝经。

瑶医：苦、涩、辛，凉。属打类药。

【功能与主治】

中医：清热凉血，活血消斑，祛风通络。用于治疗血热发斑发疹、风湿痹痛、跌打损伤。

瑶医：清热解毒，祛风除湿，消肿止痛，杀菌。用于治疗泵虾怒哈、改闷、锥碰江闷、碰累、港叉闷、崩闭闷、播冲、碰脑。

【用法用量】

中医：9～30 g。

瑶医：15～30 g。外用适量。

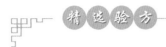

1 肺炎：

九节风 30 g　　龙骨风 15 g　　根野荞麦 20 g　　白花蛇舌草 20 g

南板蓝 20 g　　不出林 20 g　　瓜蒌 20 g　　鱼腥草 20 g

十大功劳 15 g

水煎内服。

2 阑尾炎：

九节风 30 g　　鬼针草 30 g　　木芙蓉 20 g

水煎内服。

3 偏头痛：

九节风 20 g　　川芎 10 g　　白芷 6 g　　石菖蒲 15 g

当归藤 15 g　　甘草 6 g

水煎内服。

4 皮下出血：

九节风 100 g　　麻骨风 100 g　　鹰爪风 200 g　　桑白皮 50 g

桂枝 50 g　　梅花钻 100 g　　血藤 100 g　　络石藤 100 g

水煎至 50 L，泡洗全身。

5 盗汗：

金樱根 100 g　　鹰爪风 100 g　　九节风 100 g　　金银花藤 100 g

山栀根 50 g　　黄柏 30 g　　白纸扇 50 g　　枫树皮 100 g

活血丹 50 g　　小毛蒌 50 g

水煎至 50 L，泡洗全身。

九层风

【别名】血藤、鸡血藤、三叶鸡血藤、月经藤、九血藤。
【来源】本品为豆科植物密花豆 *Spatholobus suberectus* Dunn 的干燥藤茎。

【植物形态】

常绿木质大藤本，长达数十米。老茎扁圆柱形，表面灰黑色，横切面淡红色，有数圈偏心环，新鲜时有血红色液汁从圈内渗出。羽状 3 小叶，顶生小叶宽椭圆形，长 10～20 cm，宽 7～15 cm，顶端骤缩成短尾状，基部圆形，边全缘，下面脉腋有簇毛，侧生小叶偏斜，小托叶针状。大型圆锥花序腋生，花多而密，簇生于花序轴节上；花二唇形，白色。荚果舌形，长 8～10 cm，宽 2.5～3 cm，被毛。花期 6～7 月，果期 9～10 月。

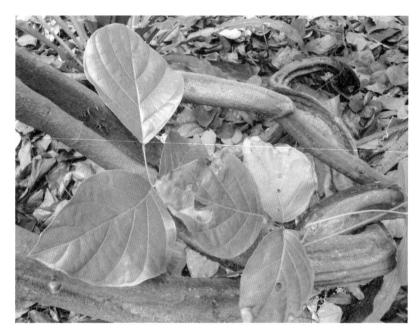

九层风
Nduoh nzangh buerng（堵宁崩）

【采集加工】

秋、冬季采收，除去枝叶，切片，晒干。

【性味与归属】

中医：苦、甘，温。归肝、肾经。

瑶医：微苦、甘、涩，平。属风类药。

【功能与主治】

中医：活血补血，调经止痛，舒筋活络。用于治疗月经不调、痛经、经闭、风湿痹痛、麻木瘫痪、血虚萎黄。

瑶医：活血补血，通络，祛风除湿。用于治疗崩闭闷、碰辘、辣给昧对、本藏伯公梦[①]。

①本藏伯公梦：瑶医病名。相当于现代医学的贫血头晕。

【用法用量】

中医：9 ～ 15 g。

瑶医：干品 10 ～ 30 g，或鲜品 30 ～ 60 g。

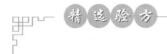

1　产后肢体麻木：

九层风 30 g　　十全大补 20 g　　牛大力 20 g　　五爪风 15 g
鸡仔莲 30 g
与猪脚炖服，食肉喝汤。

2　妇女月经不调：

九层风 10 g　　独脚风 10 g　　当归藤 15 g　　血党 10 g
月季花 10 g　　韭菜根 10 g
水煎取汁，煮鸡蛋内服。

3　经闭：

九层风 30 g　　当归藤 20 g　　紫九牛 20 g　　牛膝 20 g
血党 15 g　　红丝线 15 g
水煎内服。

4 **低血压：**

九层风 20 g　　黄花倒水莲 20 g　　五爪风 20 g　　白芍 20 g

红丝线 20 g　　当归 15 g　　熟地 20 g　　玉竹 20 g　　黄精 20 g

黄芪 20 g　　枸杞子 15 g　　党参 20 g　　何首乌 20 g　　炙甘草 5 g

水煎至 450 mL，分 3 次温服。

5 **手脚麻木：**

九龙藤 100 g　　石南藤 100 g　　血风藤 150 g　　麻骨风 200 g

九层风 100 g　　络石藤 100 g　　过岗龙 200 g　　麻黄 80 g

山楂叶 100 g　　七叶莲 100 g　　樟浸香 100 g

水煎至 50 L，泡洗全身。

九季风

【别名】三加皮。

【来源】本品为五加科植物白簕 *Eleutherococcus trifoliatus*（L.）S.Y.Hu 的干燥根及茎。

【植物形态】

攀缘灌木，高 1～7 m。植株有宽扁倒钩刺。掌状复叶互生，小叶 3 片，稀 4～5，中央小叶最大，椭圆状卵形或椭圆状长圆形，长 4～10 cm，宽 3～6.5 cm，顶端尖或短渐尖，基部楔形，边有锯齿，无毛或上面脉上疏生刚毛。伞形花序顶生组成圆锥花序式；花 5 数，黄绿色。果扁球形，熟时黑色。花期 8～11 月，果期 9～12 月。

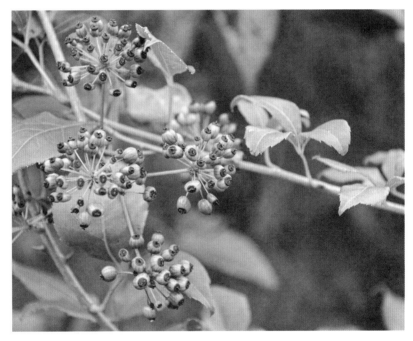

九季风
Juov gueeix buerng（坐归崩）

【采集加工】

全年可采挖，除去泥沙杂质，洗净，润透，切片，晒干。

【性味与归属】

中医：苦、辛，凉。归肺、脾、肝经。

瑶医：苦、甘，平。属风打相兼药。

【功能与主治】

中医：清热解毒，祛风利湿，舒筋活血。用于治疗感冒发热、咳痰带血、风湿性关节炎、黄疸、白带过多、月经不调、百日咳、尿路结石、跌打损伤、疔肿疮疡。

瑶医：舒筋活络，祛风利湿，平喘止咳。用于治疗泵黑怒哈、百内虾[①]、崩闭闷、望胆、别带病、月窖浆辣贝、辣给昧对、播冲、碰脑。

①百内虾：瑶医病名。相当于现代医学的百日咳。

【用法用量】

中医：10～30 g。外用适量，水煎外洗，研末调敷或捣敷。

瑶医：15～30 g。外用适量。

瑶药概论

精选验方

1　**肾虚腰痛：**

九季风 20 g　　红九牛 10 g　　白钻 20 g　　血党 15 g　　狗脊 20 g
白背风 15 g　　红牛七 15 g　　五爪风 15 g　　杉树寄生 20 g
水煎内服。

2　**风湿关节炎：**

九季风 15 g　　防己 10 g　　刺手风 10 g　　牛膝风 10 g
大散骨风 20 g　　白钻 10 g　　土茯苓 10 g
水煎内服。

3　**百日咳：**

九季风 30 g　　红背丝绸 30 g
以上各药研粉，每日 3 g 温开水冲服，一日 3 次。

七爪风

【来源】本品为蔷薇科植物深裂锈毛莓 *Rubus reflexus* Ker. var. *Lanceolobus* Metc. 的干燥根。

【植物形态】

　　常绿攀缘灌木，高达 2 m。枝、叶面脉上下两面、叶柄、托叶、花序均密生锈色绒毛，疏生小皮刺或无。单叶互生，掌状 5 ～ 7 枚深裂，宽卵形或近圆形，长 7 ～ 14 cm，宽 5 ～ 11 cm，裂片披针形或长圆披针形，顶裂片较侧生者稍长或几等，基部心形；上面有明显褶皱；托叶宽倒卵形，梳齿状或不规则掌状分裂。花白色，总状花序腋生或顶生；苞片与托叶相似。聚合果球形，直径 1.5 ～ 2 cm，熟时紫色或黑色。花期 6 ～ 7 月，果期 8 ～ 9 月。

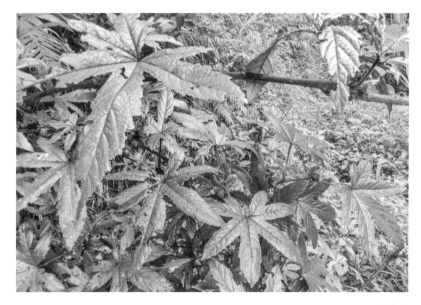

七爪风

Siec ngiuv buerng（舍绞崩）

【采集加工】

　　秋、冬季采挖，除去茎干和须根，洗净，切片，晒干。

【性味与归属】

　　中医：苦、涩、酸，平。归肝、大肠经。

　　瑶医：苦、涩、酸，平。属风打相兼药。

【功能与主治】

中医：祛风湿，强筋骨，用于治疗风湿性关节疼痛、四肢麻痹、中风偏瘫、痢疾。

瑶医：祛风除湿，强筋骨，收敛止血，活血调经。用于治疗藏紧邦、改窟藏、碰累、崩闭闷、扁免崩。

【用法用量】

15 ～ 30 g。

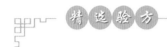

1 **崩漏：**

七爪风 20 g   大蓟 15 g   鸡冠花 20 g   不出林 30 g

以上诸药煎水冲服百草霜 10 g。

2 **痔疮：**

七爪风 20 g   酸藤根 20 g   金樱根 20 g   地榆 15 g

白背桐 15 g   铁苋菜 10 g

水煎内服。

3 **崩漏：**

七爪风 30 g   九层风 20 g   杜仲 15 g   鸡冠花 30 g

红毛毡 15 g

水煎内服。

4 **风湿骨痛：**

七爪风 30 g   走血风 20 g   大钻 20 g   小红钻 20 g

白面风 30 g   扭骨风 10 g   骨碎补 20 g   五爪风 30 g

水煎内服。

鸡爪风

【别名】碎骨王、鸡香木、鸡爪木、酒饼藤。

【来源】本品为番荔枝科植物假鹰爪 Desmos chinensis Lour. 的干燥叶。

【植物形态】

　　直立或攀缘灌木，除花外，全株无毛；枝粗糙，有凸起的灰白色皮孔。单叶互生，叶薄纸质或膜质，矩圆形或椭圆形，少有宽卵形，长 4 ～ 13 cm，宽 2 ～ 5 cm，先端钝或急尖，基部圆或稍偏斜，全缘，叶面绿色，有光泽，叶背粉绿色，两面均无毛。花黄白色，两性，单朵与叶对生或互生，或腋外生；花梗长 2 ～ 5 cm；萼片 3，卵圆形，外面被毛；花瓣 6，2 轮，矩圆状披针形；雄蕊多数，螺旋状排列；心皮多数。果有梗，串珠状，长 2 ～ 5 cm，集生于花托上，内有种子 1 ～ 7 粒。种子球状，直径约 5 mm。夏季开花，果实于秋季至第二年春季成熟。

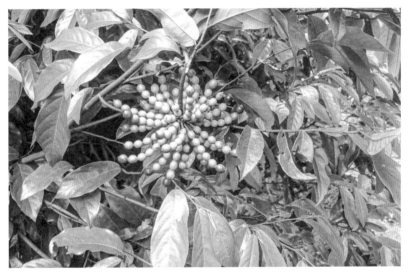

鸡爪风

Jaih ngiuv buerng（结扭崩）

【采集加工】

　　夏、秋季采收，除去杂质，洗净，切碎，干燥。

【性味与归属】

　　中医：辛，温。有小毒。

瑶医：辛，温。属风打相兼药。

【功能与主治】

中医：祛风利湿，化瘀止痛，健脾和胃，截疟杀虫。用于治疗风湿痹痛、产后瘀滞腹痛、水肿、泄泻、完谷不化、脘腹胀痛、疟疾、风疹、跌打损伤、疥癣、烂脚。

瑶医：行气消滞，祛风止痛，杀虫。用于治疗泵卡西众、荣古瓦卡西闷、崩闭闷、播冲、布种、醒蕹、鲍泵梗缸[①]、补癣。

① 鲍泵梗缸：瑶医病名。相当于现代医学的鱼骨鲠喉。

【用法用量】

中医：3～15 g。外用适量。

瑶医：15～30 g。外用适量。

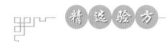

精选验方

1　跌打内伤：

鸡爪风（鲜叶）100 g

捣碎下锅炒至焦黄，拌适量米酒煮沸，取酒饮之。

2　疥癣：

鸡爪风（鲜根皮）适量

捣烂浸泡米醋外涂。

3　荨麻疹：

鸡爪风 250 g　　山黄麻 200 g　　枫树叶 250 g

水煎全身外洗。

4　消化不良：

鸡爪风 30 g　　鸡内金 30 g　　饿蚂蟥 30 g

以上各药研粉，每次取药粉 5 g，与猪瘦肉蒸服，每日一次。

【别名】钩藤、钓钩藤、钩藤勾、倒挂金钩、双钩藤。

【来源】本品为茜草科植物钩藤 *Uncaria rhynchophylla*（Miq.）Miq. ex Havil.、大叶钩藤 *Uncaria macrophyll* Wail.、毛钩藤 *Uncaria hirsuta* Havil.、华钩藤 *Uncaria sinensis*（Oliv.）Havil. 或无柄果钩藤 *Uncaria sessilifrwtus* Roxb. 的干燥带钩茎枝。

鹰爪风

【植物形态】

大叶钩藤，木质藤本，茎枝呈方柱形，小枝压扁，被褐色疏粗毛。叶近革质，阔卵形或长椭圆形，长 10～16 cm，宽 6～12 cm，基部圆或心形，上面近无毛，背面被褐色或黄色粗毛；托叶卵形，2 裂。头状花序圆球形，单生，直径 4～4.5 cm，花序梗长 3.5～6.5 cm，被褐黄色粗毛；萼裂片线状披针形，长约 3 mm；花冠淡黄色，长约 1.5 cm。蒴果具长梗，纺锤形，直径 1～1.5 cm，被粗毛。花期夏季，果期秋季。

毛钩藤，小枝四方柱形或近圆形，被疏粗毛，梗长 1.4～2 cm，与茎轴着生成 120°～140°，几成三角状。叶近膜质，卵状披针形或长椭圆形，长 8～12 cm，宽 4～7 cm，背面被长粗毛；托叶 2 裂。头状花序直径 4.5～5 cm，

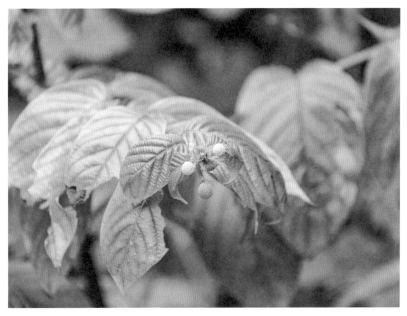

鹰爪风
Domh gongv ngiuv buerng（懂杠扭崩）

花序梗长 3 ～ 5 cm；萼长 6 ～ 8 mm，密被粗毛，裂片线状披针形；花冠淡黄色或白红色，外表被粗毛。蒴果纺锤形，长 10 ～ 12 mm，被疏粗毛。花期春季，果期夏季。

华钩藤，藤状灌木。与大叶钩藤相似，不同点是华钩藤幼枝被黄色柔毛；细枝节上向下弯的钩长约 1.5 cm，先端常膨大呈球状，基部较阔。叶椭圆形，长 4 ～ 9 cm，宽 1.5 ～ 4 cm，先端渐尖，基部宽楔形或圆形，下面被黄色柔毛，脉腋内有粉白色束毛；托叶 2 深裂，被柔毛。头状花序，直径 1 ～ 1.5 cm；总花梗中部着生几枚线形小苞片；花冠管状。蒴果无梗，棒状，倒卵形。

【采集加工】

秋、冬季采收，去叶，切段，晒干。

【性味与归属】

中医：甘，凉。归肝、心包经。

瑶医：苦、涩，平。属风类药。

【功能与主治】

中医：熄风定惊，清热平肝。用于治疗肝风内动、惊痫抽搐、高热惊厥、感冒夹惊、小儿惊啼、妊娠子痫、头痛眩晕。

瑶医：清热平肝，熄风定惊。用于治疗伯梦公①、伯公闷、谷阿惊崩、样琅病。

① 伯梦公：瑶医病名。相当于现代医学的头晕、眩晕。

【用法用量】

中医：3 ～ 12 g。后下。

瑶医：10 ～ 30 g。外用适量。

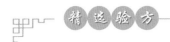

1 半身不遂：

鹰爪风 25 g　　毛冬青 20 g　　丹参 20 g　　半荷风 20 g

以上诸药水煎取 600 mL，冲服三七粉（9 g），每日分 3 次温服。

2 小儿惊风方一：

急惊风 50 g　　鹰爪风 50 g　　鸭脚风 50 g　　山芝麻 30 g

过墙风 50 g

煎水半桶，待药水温度适宜外洗全身，一日 1 次。

3 小儿惊风方二：

鹰爪风 50 g　　金线风 30 g　　急惊风 30 g　　九节风 50 g

钻地风 30 g

水煎外洗。

4 高血压病：

鹰爪风 30 g　　毛冬青 30 g　　白九牛 20 g　　望江南 10 g

水煎当茶饮。

金线风

【别名】银不换、银鲸、银舰、金麒、独脚乌柏、百斛藤、百解藤。
【来源】本品为防己科植物粉叶轮环藤 *Cyclea hypoglauca*（Schauer）Diels 的干燥根。

【植物形态】

缠绕木质藤本。小枝纤细，除叶腋有簇毛外余无毛。单叶互生，阔卵状、三角形或卵形，长 2.5～7 cm，宽 1.5～4.5 cm 或稍过之，顶端渐尖，基部截平至圆形，边全缘稍背卷，两面无毛或下面被稀长白毛；干后榄绿色或粉绿色。雄花序为间断的穗状花序状，雌花序为总状花序状，均腋生；4～6月开淡绿色花，单性异株。7～9月结果，熟时红色，无毛；内果皮背部两侧常各有3行疣状小突起。

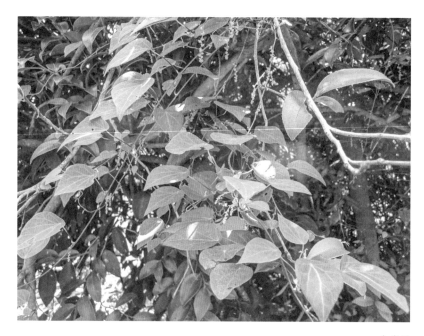

金线风
Jemh finx buerng（仅俊前）

【采集加工】

全年均可采挖，除去杂质，洗净，润透，切薄片，干燥。

【性味与归属】

中医：苦，寒。归肺、胃经。

瑶医：苦，寒。属风打相兼药。

【功能与主治】

中医：清热解毒，祛风止痛。用于治疗风热感冒、咽喉疼痛、牙痛、气管炎、痢疾、尿道感染、风湿性关节痛、疮疡肿毒。

瑶医：清热解毒，祛风止痛。用于治疗哈轮、更喉闷、桨蛾、牙闷、卡西闷、港虷、碰累、月藏、眸名肿毒。

【用法用量】

10 ～ 30 g。

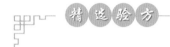

1 咽喉肿痛方一：

金线风 20 g　　九节风 20 g　　百解 20 g　　桔梗 10 g
金银花 20 g
水煎含服。

2 咽喉肿痛方二：

金线风 10 g　　十大功劳 10 g　　朱砂根 10 g
水煎含服。

3 咽喉肿痛方三：

金线风 15 g　　毛冬青 15 g　　白英 10 g　　射干 10 g
六月雪 15 g　　白纸扇 15 g
水煎内服。

4 尿道炎：

石韦 15 g　　海金沙藤 15 g　　大蓟 20 g　　小蓟 20 g
车前草 20 g　　金线风 15 g　　穿心草 15 g　　玉米须 15 g
灯笼草 15 g　　石上柏 15 g　　葛根 20 g　　野六谷 20 g
天花粉 15 g　　麦冬 15 g　　金银花 15 g
水煎至 450 mL，分 3 次温服。

金钱风

【别名】龙鳞草、午时合、金钱草、叠钱草、钱排草。

【来源】本品为豆科植物排钱草 *Phyllodium pulchellum*（L.）Desv. 的干燥根和根茎。

【植物形态】

直立半灌木，高 0.5 ～ 1.5 m，有短柔毛。羽状 3 小叶，顶生小叶较大，椭圆状卵形或披针状卵形，长 6 ～ 12 cm，宽 2.5 ～ 6.5 cm，顶端钝或近急尖，基部圆形，边全缘，侧生小叶近小一半。花白色；总状花序顶生或腋生，由 12 ～ 60 个包藏于叶状苞片中的伞形花序组成，苞片圆形，伞形花序有 2 ～ 6 朵花。荚果长椭圆形，长约 6 mm，宽约 3 mm，有 2 荚节。花期 7 ～ 8 月，果期 10 ～ 11 月。

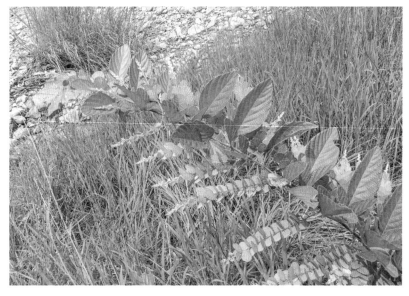

金钱风
Jiemh zinh buerng（仅紧崩）

【采集加工】

全年可采挖，除去杂质，洗净，润透，切片，干燥。

【性味与归属】

中医：淡、涩，凉。有小毒。

瑶医：淡、涩，平。属风打相兼药。

【功能与主治】

中医：化瘀散癥，清热利水。用于治疗腹中癥瘕、胁痛、黄疸、鼓胀、湿热痹症、月经不调、经闭、痈疽疔疮、跌打损伤。

①篮榜垂翁撸：瑶医病名。相当于现代医学的肝脾肿大。

瑶医：清热解毒，祛风除湿，活血散瘀，止痛，利水。用于治疗篮虷、篮榜垂翁撸[①]、篮硬种翁、布醒蕹、哈轮、卡西闷、辣给昧对、别带病、谷瓦卜断、月窖浆辣贝、崩闭闷、播冲、碰脑。

【用法用量】

15～30 g。外用适量。

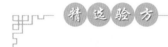

精选验方

1 肝硬化腹水方一：

金钱风 20 g	老头姜 10 g	山菠萝 10 g	泽泻 15 g
夏枯草 20 g	半枝莲 15 g	田基黄 15 g	苡仁 20 g
白英 15 g	重楼 10 g	鸡仔莲 30 g	五爪风 15 g	甘草 10 g

水煎内服。

2 肝硬化腹水方二：

| 金钱风 20 g | 山枝根 20 g | 大田基黄 10 g | 山蒄 20 g |
| 石苇 10 g | 半边莲 10 g | 半枝莲 10 g | 铁包金 20 g |

水煎内服。

3 肝炎：

金钱风 20 g	五爪风 20 g	黄花倒水莲 15 g	山栀子 10 g
六月雪 15 g	小田基黄 10 g	虎杖 10 g	地胆头 15 g
黄花菜根 20 g	白纸扇 15 g

水煎内服。

大肠风

【别名】歪叶子兰、小麻疙瘩、芦子藤、石条花。

【来源】本品为胡椒科植物苎叶蒟 *Piper boehmeriaefolium*（Miq.）C. DC. 的干燥全株。

【植物形态】

常绿亚灌木或木质藤本。茎、枝无毛。单叶互生，纸质，无毛，有透明腺点，干后常为黑色，椭圆形或卵状长圆形，两侧不对称，长 10～16 cm，宽 4～16 cm，顶端渐尖，基部偏斜，上侧急尖，下侧稍圆形。花单性，雌雄异株，无花被，穗状花序与叶对生，花序轴无毛，总花梗长约 1 cm，雄厚花序长 10～22 cm，无毛；雌花序长 8～11 cm。浆果球形。花期 2～5 月。

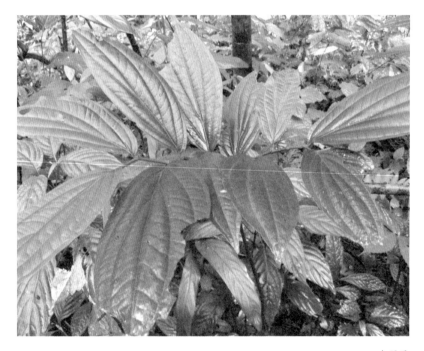

大肠风
Domh gaangh buerng（懂港崩）

【采集加工】

全年可采，除去杂质，洗净，切段，干燥。

【性味与归属】

中医：辛，温。归肝、胃、肺经。

瑶医：辛、苦，温。属风打相兼药。

【功能与主治】

中医：祛风散寒，活血调经，消肿止痛。用于治疗风寒感冒、风湿痹痛、脘腹冷痛、牙痛、月经不调、痛经、跌打肿痛、蛇虫咬伤。

瑶医：温经健脾，祛风散寒，活血通络，消肿止痛。用于治疗哈轮怒哈、哈紧、卡西闷、崩闭闷、锥碰江闷、荣古瓦泵闷、辣给昧对、别带病、播冲、囊暗。

【用法用量】

中医：3～15 g，或研末 1～5 g。外用适量。

瑶医：15～20 g，或鲜品 30～60 g。外用适量。

注意：孕妇慎服。

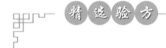

1　胃寒痛方一：

大肠风 13 g　　黑老虎 20 g　　来角风 15 g　　九龙藤 20 g
厚朴 10 g　　香附 15 g
水煎内服。

2　胃寒痛方二：

大肠风 9 g　　过山风 10 g　　土砂仁 10 g　　金耳环 6 g
入山虎 6 g　　地胆头 10 g
水煎内服。

3　肺结核：

大肠风 10 g　　不出林 10 g　　十大功劳 10 g　　铁包金 20 g
五爪风 10 g
水煎内服。

小肠风

【别名】石蒟、穿壁风、爬岩香、石南藤、二十四症、山蒌。

【来源】本品为胡椒科植物山蒟 *Piper hancei* Maxim. 干燥全草。

【植物形态】

　　常绿木质藤本。茎圆柱形，无毛，节上生不定根。单叶互生，纸质，狭椭圆形或卵状披针形，长 4 ～ 12 cm，宽 2 ～ 5 cm，顶端渐尖或急尖，基部楔形，有时不对称，边全缘，两面无毛或下面被稀短柔毛，叶脉 5 ～ 7 条。花单性，雌雄异株，无花被，穗状花序与叶对生，花总梗长 5 ～ 10 mm，雄花序长 3.5 ～ 10 cm，无毛；雌花序长 1.5 ～ 3.5 cm。浆果球形，熟时黄色。花期 4 ～ 7 月。

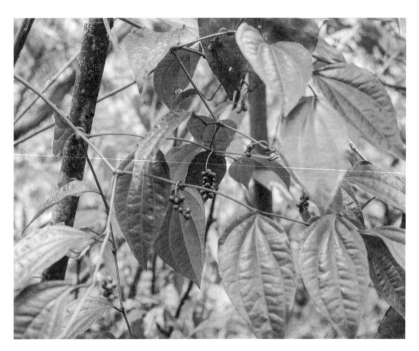

小肠风

Fiuv gaangh buerng（小港崩）

【采集加工】

　　全年可采，除去杂质，洗净，切段，晒干。

【性味与归属】

　　中医：辛，温。归肝、肺经。

瑶医：辛，温。属风打相兼药。

【功能与主治】

中医：祛风除湿，活血消肿，行气止痛。用于治疗风寒湿痹、胃痛、痛经、跌打损伤、风寒咳喘、疝气痛。

瑶医：祛风散寒，舒筋活络，消肿止痛，镇痉。用于治疗哈轮怒哈、卡西闷、望胆篮虷、崩闭闷、播冲。

【用法用量】

10 ～ 30 g，或鲜品 30 ～ 50 g。外用适量。

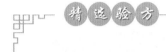

1　产后风：

小肠风 15 g	当归藤 20 g	九层风 20 g	黑九牛 15 g
桂枝 10 g	鹰爪风 20 g	四方钻 15 g	血风 15 g
牛大力 30 g	五爪风 20 g	鸡仔莲 30 g	

水煎内服。

2　胃寒痛：

| 小肠风 10 g | 大钻 15 g | 山苍根 10 g | 入山虎 10 g |
| 来角风 10 g | | | |

水煎内服。

3　风湿关节炎：

| 小肠风 10 g | 九节风 15 g | 络石藤 15 g | 麻骨风 15 g |
| 威灵仙 10 g | 三叉苦 15 g | 入山虎 6 g | |

水煎内服。

鸡肠风

【别名】巴戟天、鸡眼藤、黑藤钻、兔仔肠、三角藤、糠藤、巴戟。

【来源】本品为茜草科植物牛白藤 *Hedyotis hedyotidea*（DC.）Merr. 的干燥全草。

【植物形态】

缠绕或攀缘藤本，长 1～3 m。根肉质肥厚，圆柱形，常收缩成串珠状。单叶对生，长圆形，长 6～14 cm，宽 2.5～6 cm，顶端短渐尖，基部宽楔形或近圆形，边全缘，下面脉腋有柔毛；托叶鞘状。花白色；伞形花序由 3 或多个头状花序组成，每个头状花序有花 2～10 朵。聚合果近球形，熟时红色。花期 5～6 月，果期 9～10 月。

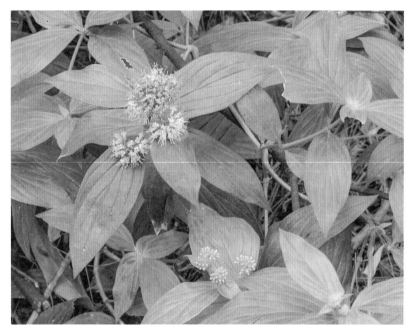

鸡肠风
Jaih gaangh buerng（结岗崩）

【采集加工】

夏、秋季采收，切段，干燥。

【性味与归属】

中医：甘、淡，凉。归肺、肝经。

瑶医：涩、淡，平。属打类药。

216

【功能与主治】

中医：清热解暑，祛风活络，消肿解毒。用于治疗中暑发热、感冒咳嗽、风湿骨痛、跌打损伤、皮肤瘙痒。

瑶医：清热解毒，祛风消肿。用于治疗哈轮、泵虷①、哈轮怒哈、就港虷、改窟臧、播冲、眸名肿毒、疟椎闷。

【用法用量】

10～30 g。外用适量，水煎外洗患处。

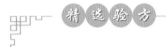

1 风痧热症：

鸡肠风 15 g　　百解 20 g　　三叉苦 20 g　　大青叶 15 g
白纸扇 20 g　　五指风 15 g
水煎内服。

2 胃肠炎：

鸡肠风 10 g　　白狗肠 10 g　　慢惊风 10 g　　九层皮 10 g
红痧症 10 g　　凤尾草 10 g
水煎内服。

3 跌打肿痛：

鸡肠风 80 g　　虎杖 80 g　　鸭仔风 80 g　　入山虎 80 g
见风梢 80 g　　三叉苦 80 g
水煎外洗患处。

鸭仔风

【别名】黑血藤、嘿良龙、褐毛黎豆。
【来源】本品为豆科植物大果油麻藤 *Mucuna macrocarpa* Wall. 的干燥藤茎。

【植物形态】

多年生木质大藤本，茎长达 15 m，直径达 2.5 cm，小枝和叶柄有褐色绒毛。羽状 3 小叶，小叶革质，卵形或斜卵形，长 10 ~ 16 cm，宽 5 ~ 9 cm，顶端急尖并有 2 mm 的小尖头，基部宽楔形，侧生叶极偏斜，背面密被褐色绒毛。花深紫色、蝶形；总状花序生于老茎上。荚果长 35 ~ 40 cm，宽 4 ~ 4.5 cm，顶端具喙，荚缝增厚，呈肋状，边波状，无翅；种子间溢缩，种子 7 ~ 10 颗，近黑色。花期 6 ~ 8 月，果期 9 ~ 10 月。

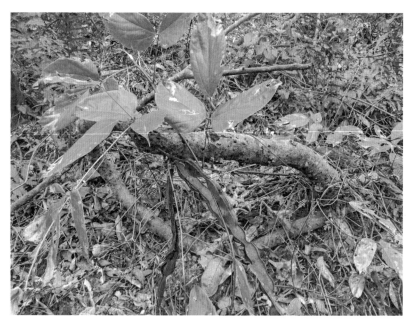

鸭仔风
Apcdorn buerng（安端崩）

【采集加工】

全年均可采收，除去枝叶，切片，干燥。

【性味与归属】

中医：苦、涩，凉。归肝、肾经。

瑶医：涩、微苦，平。属风类药。

【功能与主治】

中医：祛风除湿，舒筋活络，清肺止咳，调经补血，止痛。用于治疗腰膝酸痛、风湿痹痛、肺热咳嗽、咯血、产后血虚贫血、头晕、月经不调、坐骨神经痛、头痛。

瑶医：祛风除湿，舒筋活络，清肺止咳，活血补血，止痛。用于治疗改布闷、崩闭闷、伯公闷、泵虾怒哈、怒藏、荣古瓦本藏①、伯公梦、辣给昧对、辣给闷、锥碰江闷。

①荣古瓦本藏：瑶医病名。相当于现代医学的产后贫血。

【用法用量】

15～50 g。外用适量。

精选验方

1 手足麻木：

鸭仔风 15 g　　九层风 10 g　　紫九牛 20 g　　当归藤 20 g

麻骨风 15 g　　蓝九牛 10 g　　白钻 10 g

水煎内服。

2 手足麻痹：

鸭仔风 15 g　　过山风 15 g　　桂枝 10 g　　红麻风草根 10 g

牛耳风 15 g　　黄花倒水莲 20 g　　五爪风 20 g　　十八症 15 g

当归藤 20 g　　九层风 20 g

水煎内服。

3 产后血虚：

鸭仔风 20 g　　九层风 30 g　　黄花参 30 g　　山霸王 20 g

当归 15 g　　血藤 30 g　　紫九牛 20 g

与猪头炖服。

鸭脚风

【别名】西加皮、鸭脚木、鸭脚罗伞、九节牛、小叶鸭脚木。

【来源】本品为五加科植物鹅掌柴 *Schefflera heptaphylla*（Linn.）Frodin 的干燥树皮及根皮。

【植物形态】

常绿乔木或灌木，高 2～15 m。茎有明显的叶痕。掌状复叶互生，具长的总叶柄，基部膨大，大叶 6～9 片，椭圆形或倒卵形，长 9～17 cm，宽 3～5 cm，顶端短尖，基部楔形，边全缘。花白色，5 数；伞形花序聚生成顶生大型圆锥花序。核果球形，熟时暗紫色，有宿存花柱。花期 9～12 月，果期第二年 1～3 月。

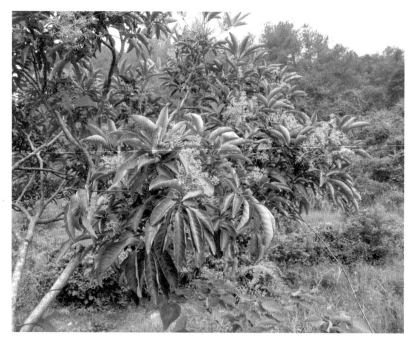

鸭脚风
Apc zaux buerng（鸭灶崩）

【采集加工】

全年可采剥，干燥。

【性味与归属】

中医：苦，凉。归肺经。

瑶医：甘、微苦，凉。属风打相兼药。

【功能与主治】

中医：发汗解表，祛风除湿，舒筋活络，消肿止痛。用于治疗感冒发热、咽喉肿痛、风湿关节痛、跌打损伤、骨折。

瑶医：清热解毒，祛痧除湿，活络消肿，凉血止痒。用于治疗哈轮、更喉闷、崩闭闷、尼椎轩、播冲、碰脑、身谢。

【用法用量】

中医：9 ～ 15 g。外用适量。

瑶医：15 ～ 30 g。外用适量。

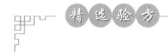

1 **感冒高热：**

鸭脚风 250 g　　三叉苦 200 g　　山芝麻 100 g

以上诸药均为鲜品，水煎适量外洗全身。

2 **感冒发热：**

鸭脚风 100 g　　三叉苦 100 g　　银花藤 100 g　　钻地风 50 g

五指风 100 g

水煎外洗。

3 **皮肤过敏：**

鸭脚风 50 g　　盐肤木 50 g　　九里明 50 g　　苦李根 50 g

毛算盘 50 g　　三叉苦 50 g

水煎外洗。

独脚风

【别名】薄叶胡桐、梳篦木、薄叶红厚壳、梳篦王、铁将军。

【来源】本品为藤黄科植物薄叶胡桐 *Calophyllum membranaceum* Gardn.et Champ. 的干燥全株。

【植物形态】

常绿灌木或小乔木，高 1～5 m。小枝 4 棱，有翅，无毛。单叶对生，薄革质，长圆形或披针形，长 6～12 cm，宽 1.5～3.5 cm，顶端渐尖、急尖或尾状渐尖，基部楔形，边全缘，两面无毛，侧脉多而细，平行，近与中脉垂直，呈梳篦形。花百微带红色；聚伞花序腋生，有花 1～5 朵。核果卵状长圆形，熟时黄色，顶端有尖头。花期夏季，果期秋季。

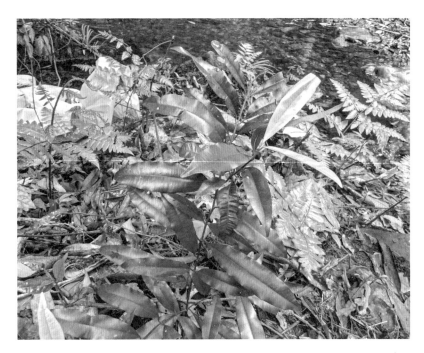

独脚风

Nduqe zaux buerng（独凿崩）

【采集加工】

全年可采，除去杂质，洗净，稍润，切片，干燥。

【性味与归属】

中医：苦，平。归肝、肾经。

瑶医：微苦、涩，温。属风类药。

【功能与主治】

中医：祛风湿，壮筋骨，补肾强腰，活血止痛。用于治疗风湿骨痛、跌打损伤、肾虚腰痛、月经不调、痛经、黄疸、胁痛。

瑶医：祛风除湿，活血止痛，壮腰补肾，强筋骨。用于治疗崩闭闷、尼椎改闷、望胆篮虷、荣古瓦崩、辣给闷、辣给昧对、本藏、谷阿惊崩、扁免崩、播冲、碰脑、起崩①。

①起崩：瑶医病名。相当于现代医学的破伤风。

【用法用量】

15～30g。外用适量。

精选验方

1 风湿关节炎：

独脚风 15g　麻骨钻 13g　青风藤 20g　大肠风 13g
白九牛 20g　金线风 13g　铜钻 15g　黑老虎 15g
鸡失藤 15g
水煎内服。

2 肾虚腰痛：

独脚风 20g　红九牛 10g　地钻 10g　牛大力 20g
补骨脂 10g　黄花倒水莲 20g
与猪尾巴炖服。

3 产后风：

独脚风 15g　当归藤 15g　九层风 15g　紫九牛 15g
过山风 15g　保暖风 15g
水煎内服。

八角风

【别名】白筋条、八角王、百解、白金条、白龙须。

【来源】本品为八角枫科植物八角枫 *Alangium chinense*（Lour.）Harms 的干燥细根及须根。

【植物形态】

落叶灌木或小乔木，高 3 ～ 6 m。小枝无毛或有黄色疏柔毛。单叶互生，变异性很大，叶片纸质，卵形或圆形，长 5 ～ 18 cm，宽 4 ～ 12 cm，先端渐尖基部偏斜，平截略呈心形，全缘或 2 ～ 3 浅裂，幼时两面均有疏柔毛，后仅脉腋有丛毛和沿叶脉有短柔毛；基出脉 3 ～ 5 条，呈掌状，侧脉 3 ～ 5 对；叶柄约 2 ～ 4 cm。花 8 ～ 30 朵组成腋生二歧聚伞花序；花萼钟状，长 2 ～ 3 mm，顶端 6 ～ 8 裂，生疏柔毛；花瓣 6 ～ 8 枚，白色，条形，长 1 ～ 1.5 cm，宽 1 mm，基部黏合，常外卷；雄蕊与花瓣同数且近等长；花盘垫状；子房 2 室，柱头头状。核果卵圆形，长约 1 cm，熟时黑色；种子 1 粒。花期 5 ～ 7 月和 9 ～ 10 月，果期 7 ～ 11 月。

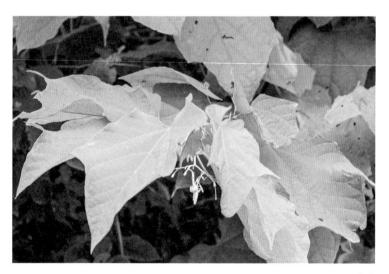

八角风

Betc gorqv buerng（毕各崩）

【采集加工】

夏、秋季采挖，除去杂质，洗净，清水淋润，闷透，切片，干燥。

酒炒：取八角枫片，将酒分次喷淋至药片上，闷润 12 小时以上，以文火炒干，取出晾干即可。每 100 kg 八角风用酒 50 kg。

【性味与归属】

中医：辛，微温。有小毒。归肝、肾经。

瑶医：涩、微苦，平。有毒。属打类药。

【功能与主治】

中医：祛风除湿，舒筋活络，散瘀止痛。用于治疗风湿痹痛、四肢麻木、跌扑损伤。

瑶医：祛风活络，散瘀止痛，镇痉。用于治疗崩闭闷、播冲、布浪、囊暗、古岸闷。

【用法用量】

中医：3～9 g。

瑶医：3～10 g。研末，每次 1.5～2.5 g，开水冲服。外用适量。

注意：孕妇忌服，小儿和年老体弱者慎用。

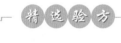

1 风湿痹痛方一：

八角风 30 g   麻骨风 50 g   香鸡兰 50 g   银花藤 50 g
木满天星根 50 g
水煎外洗，早、晚各洗 1 次。

2 风湿痹痛方二：

八角风 20 g   钻地风 20 g   四季风 20 g   下山虎 30 g
小白背风 20 g   阴阳风 20 g   入山虎 20 g   麻骨风 30 g
大钻 20 g   刺秋 30 g
浸酒外用。

3 跌打损伤：

八角风 30 g   铁罗伞 50 g   九节风 50 g   香鸡兰 50 g
透骨消 50 g
水煎外洗，早、晚各 1 次。

羊角风

【别名】断肠草、羊角扭、羊角藤、倒钓笔、羊角藕。

【来源】本品为夹竹桃科植物羊角拗 *Strophanthus divaricatus*（Lour.）Hook.et Arn. 的干燥全株。

【植物形态】

常绿藤状灌木，上部枝条蔓延，有乳汁，具皮孔，全株无毛。单叶对生，椭圆状长圆形，长 3～10 cm，宽 1.5～5 cm，顶端短尖或渐尖，基部楔形，边全缘。聚伞花序顶生；花黄绿色，合生，5 裂。花冠裂片顶端延伸成一长尾带，喉部有 10 枚副花冠。蓇葖果 2 个平直分叉，同生于一果柄上。种子纺锤扁平，顶生种毛。花期 3～5 月，果期 6～12 月。

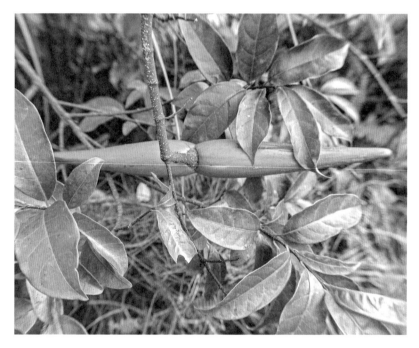

羊角风
Yungh gorqv buerng（永各崩）

【采集加工】

全年可采，除去杂质，洗净，切片，晒干。

【性味与归属】

中医：苦，寒。有大毒。归心、肝经。

瑶医：苦、微辛，寒。有毒。属打类药。

【功能与主治】

中医：祛风湿，通经络，解疮毒，杀虫。用于治疗风湿痹痛、小儿麻痹后遗症、跌打损伤、痈疮、疥癣。

瑶医：祛风通络，散瘀止痛，杀虫止痒。用于治疗崩闭闷、谷阿照拍、样琅病、努脑痨①、播冲、囊暗、布锥累、补癣。

【用法用量】

外用适量。

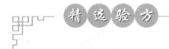

1 疥癣方一：

羊角风 30 g　　假烟叶 50 g　　苦李根 50 g　　飞扬草 50 g
熊胆木 50 g　　猛老虎 50 g　　鸡爪风 50 g
水煎外洗。

2 疥癣方二：

羊角风 50 g　　追骨风 50 g　　熊胆木 50 g　　构树 50 g
苦李根 50 g
水煎外洗。

3 痹症：

羊角风 50 g　　苦李根 50 g　　猛老虎 50 g　　醋精 300 mL
浸泡 7 日后，取药液涂涂患处，每日涂 2～3 次。

来角风

【别名】九姜连、九龙盘、箭杆风、山姜、鸡爪莲、土砂仁、小发散、白寒果。

【来源】本品为姜科植物山姜 *Alpinia japonica*（Thunb.）Miq. 和华山姜 *Alpinia Chinensis*（Retz.）Rose 的干燥根和茎。

【植物形态】

多年生常绿草木，高 35 ～ 80 cm，根茎横走。单叶互生，宽披针形或倒披针形，长 9 ～ 40 cm，宽 4 ～ 7 cm，顶端尖或尾尖，基部楔形，边全缘，两面被短柔毛，叶舌 2 裂。总状花序顶生；花白色带红，外面被柔毛，雄蕊 1 枚。萌果球形，被短柔毛，橙红色。花期 5 ～ 6 月，果期 9 ～ 10 月。

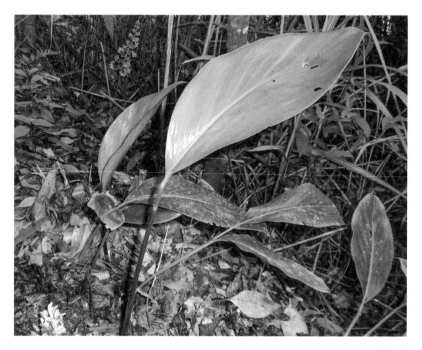

来角风
Laih gorgv buerng（来各崩）

【采集加工】

全年可采，除去杂质，洗净，切片，晒干。

【性味与归属】

中医：辛、微苦，温。归肺、胃经。

瑶医：辛、微苦，温。属风类药。

【功能与主治】

中医：温中行气，消肿止痛。用于治疗腹痛泄泻、胃脘痛、食滞腹胀、风湿痹痛、跌打损伤。

瑶医：温经健脾，祛风散寒，消肿止痛。用于治疗哈轮、卡西闷、撸藏、辣给昧对、面黑布神蕹、荣古瓦崩、播冲。

【用法用量】

中医：3 ～ 9 g。外用 15 ～ 30 g。

瑶医：15 ～ 20 g。外用适量。

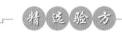

1　**胃寒痛方一：**

来角风 15 g　　黑老虎 20 g　　丁香 3 g　　九节风 20 g
菠萝子 10 g
水煎内服。

2　**胃寒痛方二：**

来角风 10 g（该药用量仅供参考）　　大钻 15 g　　山苍根 10 g
入山虎 10 g
水煎内服。

3　**胃腹寒痛：**

来角风 6 g　　大钻 10 g　　金耳环 6 g　　厚朴 10 g　　野荞麦 10 g
水煎内服。

过山风

【别名】过山枫、过山龙。

【来源】本品为卫矛科植物过山枫 *Celastrus aculeatus* Merr. 的藤茎。

【植物形态】

落叶藤状灌木，枝密生皮孔。单叶互生，宽椭圆形，倒卵形或近圆形，长6～10 cm，宽5～7 cm，顶端急尖，边有钝锯齿，基部圆形。花杂性，黄绿色；聚伞花序顶生及腋生，有花5～7朵。赫果球形，直径约1 cm，3裂，黄色；种子每室2粒，外有红色肉质假种皮。花期4～5月，果期9～10月。

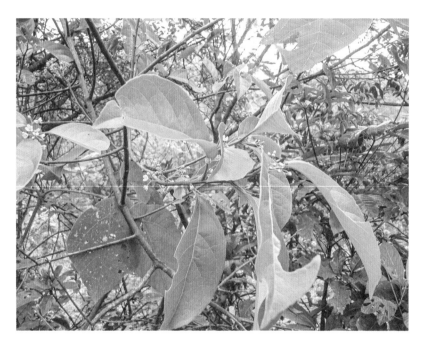

过山风
Guiex gemh buerng（过更崩）

【采集加工】

全年可采，除去杂质，晒干。

【性味与归属】

中医：微苦，平。归心、肝、肾经。

瑶医：涩、微苦，凉。有小毒。属打类药。

【功能与主治】

中医：祛风除湿，行气活血，消肿解毒。用于治疗风湿痹痛等症。

瑶医：清热解毒，消痧止痛，祛风除湿，消肿止痒。用于治疗锥碰江闷、崩闭闷、播冲、身谢。

【用法用量】

15～20 g。外用适量。

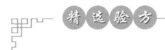

1　风湿骨痛：

过山风 15 g　　龙骨风 10 g　　青风藤 20 g　　一针两嘴 15 g

金刚藤 20 g　　黑老虎 20 g　　白九牛 20 g　　忍冬藤 20 g

麻骨风 15 g

水煎内服。

2　四肢麻木：

过山风 20 g　　麻骨风 20 g　　入山虎 20 g　　九层风 20 g

血风 20 g　　当归藤 30 g　　黄花倒水莲 30 g　　五爪风 30 g

半边风 30 g　　追骨风 30 g　　下山虎 30 g　　桂枝 20 g

浸酒内服。

3　跌打损伤：

过山风（皮）、麻骨风（皮）、入山虎（皮）、鸭仔风（皮）、九节风（皮）各适量

以上各药捣碎，酒炒外敷患处。

过节风

【别名】万年青、老蛇莲、巴林麻、开喉剑。

【来源】本品为百合科植物开口箭 *Tupistra chinensis* Baker. 的根茎。

【植物形态】

　　多年生常绿草本。根状茎粗壮，圆柱形，有节，节上生纤维根，根上密被白色绵毛。叶基生，4～8枚，倒披针形，条状披会形或条形，长10～35 cm，宽1.5～5 cm，顶端短尖，基部渐狭，边全缘，无毛。穗状花序侧生；花被黄色或黄带绿色，顶部6裂，下部连全或盘状。浆果球形，熟时鲜红色。种子1粒，圆形，黑色。花期5～6月，果期第二年2～3月。

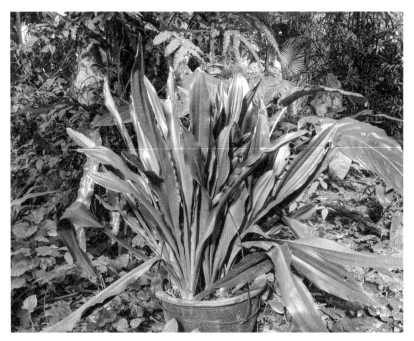

过节风

Guiex nyaatv buerng（过牙崩）

【采集加工】

　　全年可采，除去须根及叶，洗净，稍润，切片，晒干或鲜用。

【性味与归属】

　　中医：苦、辛，寒。有小毒。归肺、胃、肝经。

瑶医：苦、涩，平。有小毒。属打类药。

【功能与主治】

中医：清热解毒，祛风除湿，散瘀止痛。用于治疗白喉、咽喉肿痛、风湿痹痛、跌打损伤、胃痛、痈肿疮毒、毒蛇、狂犬咬伤。

瑶医：清热解毒，祛风除湿，拔毒散结，散瘀止痛。用于治疗崩闭闷、辣给昧对、卡西闷、哈路怒哈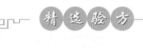①、更喉闷、牙闷、囊中病、改布闷、播冲、囊暗、眸名肿毒、古岸闷。

①哈路怒哈：瑶医病名，相当于现代医学的肺痨咳嗽。

【用法用量】

中医：1.5～3 g，研末 0.6～0.9 g。外用适量。

瑶医：3～9 g，或鲜品 9～25 g。外用适量。

精选验方

1　咽喉肿痛：

过节风 5 g　　九节风 20 g　　甘草 10 g　　金线风 15 g　　百解 20 g
水煎内服。

2　蛾喉：

水丁香 10 g　　过节风 10 g（该药用量仅供参考）
水煎含服。

3　痈疮肿毒：

过节风适量
磨醋涂擦患处。

过墙风

【别名】臭牡丹、臭屎茉莉、臭芙蓉、白龙船花、老虎草、蜻蜓叶、来姑。

【来源】本品为马鞭草科植物臭茉莉 *Clerodendrum philippinum* Schauer var. simplex Moldenke 的全草。

【植物形态】

常绿灌木，高 50 ～ 120 cm，植物体密被柔毛。单叶对生，宽卵形或近心形，长 9 ～ 22 cm，顶端渐尖，基部截形或宽楔形或浅心形，边有粗齿，上面密被刚伏毛，下面密被柔毛，基出三脉，腋部有数个盘状腺体，揉之有臭气味。花白色或淡红色，单瓣；伞房花序顶生，花多而密集。浆果状核果，球形，熟时蓝黑色，基部被增大的宿存萼所包。花期 5 ～ 11 月。

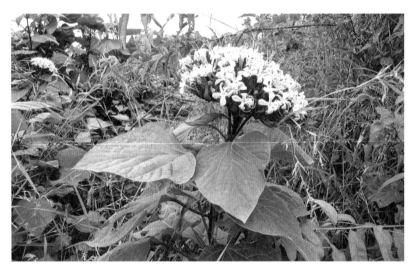

过墙风
Guiex zingh buerng（过景崩）

【采集加工】

全年可采，洗净，切片，晒干或鲜用。

【性味与归属】

中医：苦、辛，温。归心、脾、肾经。

瑶医：苦、辛，凉。属打类药。

【功能与主治】

中医：祛风湿，强筋骨，活血消肿。用于治疗风湿痹痛、脚气水肿、跌打扭伤、血瘀肿痛、痔疮脱肛、痒疹、疥疮、慢性骨髓炎。

　　瑶医：祛风除湿，活血止痛，清热解毒。用于治疗崩闭闷、改布闷、播冲、碰脑、望胆篮虾、哈紧、肺脓疡、样琅病、谷瓦卜断、辣给昧对、荣古瓦崩、布标、改窟闷[①]、汪逗卜冲。

①改窟闷：瑶医病名。相当于现代医学的痔疮。

【用法用量】

　　15～30 g。外用适量。

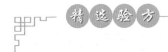

1　支气管炎：

过墙风 15 g　　鸡矢藤 20 g　　不出林 30 g　　麦冬 20 g
少年红 15 g
水煎内服。

2　月经过多：

过墙风 10 g　　地桃花 10 g　　酸吉风 15 g　　地榆 10 g
红天葵 5 g
水煎内服。

3　肺脓肿：

过墙风 20 g　　石仙桃 20 g　　白花蛇舌草 15 g　　鱼腥草 15 g
桔梗 12 g　　红背丝绸 6 g
水煎内服。

4　原发性高血压：

望江南 15 g　　过墙风 30 g　　鹰不扑根 30 g　　淡竹叶 15 g
水煎至 450 mL，分 3 次温服。

爬墙风

【别名】见水生、苦连藤、软筋藤、爬墙虎。

【来源】本品为夹竹桃科植物络石 *Trachelospermum jasminoides* (Lindl.) Lem. 的干燥带叶藤茎。

【植物形态】

常绿木质藤本，长达 10 m，具乳汁，有皮孔。单叶对生，椭圆形或卵状披针形，长 2～10 cm，宽 1～4.5 cm，顶端急尖或渐尖，基部楔形，边全缘，下面被短柔毛。花白色，合生，5 裂；聚伞花序腋生和顶生。蓇葖果双生，无毛，种子顶端有种毛。花期 3～7 月，果期 8～12 月。

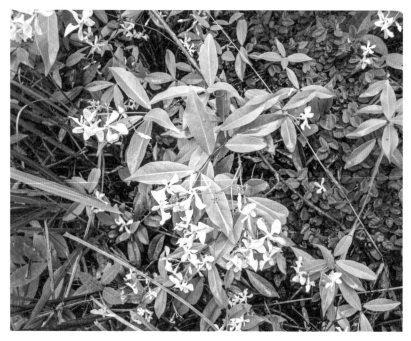

爬墙风
Bah zingh buerng（把景崩）

【采集加工】

冬季至次年春季采收，除去杂质，洗净，润透，切段，干燥。

【性味与归属】

中医：苦，微寒。归心、肝、肾经。

瑶医：涩，平。属风打相兼药。

【功能与主治】

中医：祛风通络，凉血消肿。用于治疗风湿热痹、筋脉拘挛、腰膝酸痛、喉痛、痈肿、跌扑损伤。

瑶医：祛风除湿，凉血消肿，通络止痛，化痰。用于治疗崩闭闷、哈紧、谷阿虷昧退^①、播冲、扭冲、布锥累。

① 谷阿虷昧退：瑶医病名。相当于现代医学的小儿高热不退。

【用法用量】

中医：6～12 g。

瑶医：15～20 g。外用适量，水煎洗患处，或鲜品捣敷患处。

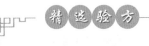

精选验方

1　**小儿发热：**

爬墙风 80 g　　紫苏 60 g　　黄荆树 80 g　　鹰爪风 80 g
银花藤 80 g　　鱼腥草 50 g
水煎外洗全身。

2　**风湿性关节炎、跌打损伤：**

爬墙风 30 g　　五加皮 30 g　　鸭灶咪 15 g
水煎冲酒服。

3　**肺结核：**

爬墙风 30 g　　六棱菊 6 g　　铁包金 15 g　　香白芷 10 g
五爪风 10 g　　不出林 15 g
炖猪肺服。

走血风

【别名】金果刺、散血飞、见血飞、散血丹、三百棒。
【来源】本品为芸香科植物飞龙掌血 *Toddalia asiatica*（L.）Lam. 的干燥根。

【植物形态】

木质藤本或灌木，枝干均被倒钩刺；小枝常被锈色短柔毛，具白色圆形皮孔。叶互生，三出复叶；小叶椭圆形或倒卵状长圆形，长3～8 cm，宽1.5～2.5 cm，先端渐尖，基部楔形，边缘有疏锯齿，齿缝和叶片均有透明腺点，叶脉两面明显。花单性，淡黄色；雄花常排列成腋生的伞房状聚伞花序；雌花常聚集成圆锥状聚伞花序。核果近扁球形，橙黄色或朱红色，有腺点，直径约6 mm；种子肾形，黑色，有光泽。

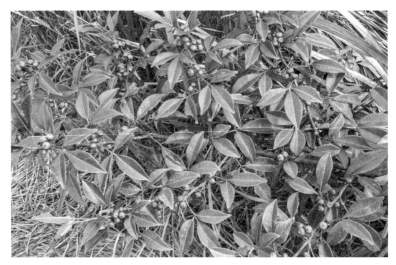

走血风
Yangh nziaamh buerng（养葳崩）

【采集加工】

全年可采，除去杂质，洗净，润透，切段，干燥。

【性味与归属】

中医：辛、苦，温。归肝、肾经。

瑶医：苦、辛、涩，温。有小毒。属打类药。

【功能与主治】

中医：祛风止痛，散瘀止血。用于治疗风湿痹痛、胃痛、跌打损伤、吐血、

238

刀伤出血、痛经、经闭、痢疾、牙痛、疟疾。

瑶医：祛风除湿，活血散瘀，止血，止痛。用于治疗崩闭闷、播冲、冲翠藏、肋间神经痛、卡西闷。

【用法用量】

中医：6 ～ 15 g。外用适量。

瑶医：10 ～ 20 g。外用适量。

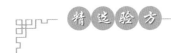

1　风湿骨痛：

| 走血风 15 g | 血风 13 g | 大肠风 10 g | 五爪风 20 g |

| 麻骨风 13 g | 银花藤 15 g | 下山虎 10 g | 黑九牛 15 g |

一针两嘴 15 g

水煎至 600 mL，分早、中、晚 3 次温服。

2　产后风：

| 走血风 50 g | 暖古风 30 g | 麻骨风 50 g | 下山虎 50 g |

| 山苍子根 30 g | 大钻 50 g | 白九牛 50 g | 香鸡兰 50 g |

| 过墙风 50 g | 九层风 50 g |

煎水 2 桶，倒入浴桶待水温适宜，泡洗全身 15 至 20 分钟，每日 1 次。

3　产后腹痛：

| 走血风 20 g | 山苍根 10 g | 来角风 10 g | 小钻 10 g |

益母草 10 g

水煎内服。

4　跌打损伤：

| 走血风 20 g | 下山虎 20 g | 大钻 30 g | 三妹木 30 g |

| 入山虎 20 g | 牛膝风 20 g | 钻地风 20 g | 紫九牛 30 g |

| 大散骨风 30 g | 一刺两嘴 30 g | 上山虎 20 g |

浸酒内服、外用。

血风

【别名】走马胎、山鼠、血枫、山猪药、大叶紫金牛。

【来源】本品为紫金牛科植物走马胎 *Ardisia gigantifolia* Stapf 的干燥根及根茎。

【植物形态】

小灌木，高约 1 m。根粗壮，外皮灰棕色或灰褐色，内面黄白色，横断面有血点。单叶互生，集生枝顶，椭圆形，长 24～42 cm，宽 9～19 cm，顶端渐尖，基部楔形，下延，边有细齿；两面有腺点。总状式圆锥花序腋生或顶生；花粉红色，5 数。浆果状核果球形，熟时红色。花期 4～6 月，果期 8～11 月。

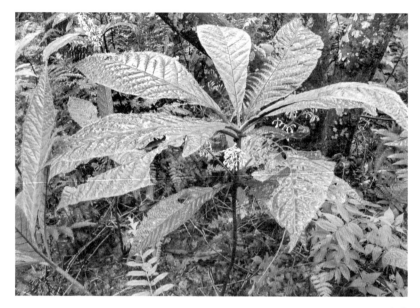

血风

Nziaamh buerng（藏崩）

【采集加工】

全年可采，除去杂质，洗净，润透，切厚片，干燥，筛去灰屑。

【性味与归属】

中医：辛，温。归肝经。

瑶医：苦、微辛，温。属风打相兼药。

【功能与主治】

中医：祛风湿，壮筋骨，活血祛瘀。用于治疗风湿筋骨疼痛、跌打损伤、产后血瘀、痈疽溃疡。

瑶医：祛风活络，消肿止痛，生肌止血。用于治疗崩闭闷、播冲、扁免崩、荣古瓦崩、本藏、辣给昧对、辣给闷、荣古瓦流心黑[①]。

①荣古瓦流心黑：瑶医病名。相当于现代医学的产后虚弱。

【用法用量】

中医：9 ～ 15 g。

瑶医：9 ～ 30 g。

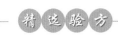

1　坐骨神经痛：

牛膝 45 g　　草果 45 g　　血风 45 g　　米酒 750 mL

浸泡 7 日后，每日早、晚服用适量。

2　痛经：

血风 50 g　　血党 50 g　　红丝线根 50 g　　米酒 500 mL

浸泡 7 日后，每日早、晚各服 50 mL。

3　颈椎病：

十八症 10 g　　千金拔 20 g　　血风 15 g　　九层风 15 g

小毛蒌 10 g　　狗脊 15 g　　牛大力 20 g　　补骨 10 g　　黄芪 20 g

千年健 10 g　　过岗龙 15 g　　龙骨风 15 g

水煎至 50 L，分 3 次温服。

4　双下肢肿痛：

半荷风 50 g　　艾叶 50 g　　朱砂根 50 g　　血风 50 g

飞龙掌血 50 g　　入山虎 50 g　　上山虎 50 g　　下山虎 50 g

清风藤 50 g　　麻骨风 50 g

水煎至 50 L，泡洗全身。

牛耳风

【别名】黑皮跌打、黑风藤、多花瓜馥木、通气香、石拢藤、拉公藤。

【来源】本品为番荔枝科植物多花瓜馥木 *Fissistigma polyanthum*（Hook.f.et Thoms.）Merr. 的干燥地上部分。

【植物形态】

　　木质藤本，长达8米，枝条灰黑色。单叶互生，近革质，长圆形，长6～18 cm，宽2～8 cm，基部近圆形或宽楔形，边全缘，顶端急尖或圆钝，上面无毛，下面被微柔毛，侧脉13～23对，下面凸起，叶柄长0.8～1.5 cm。花小，常3～7朵集成密伞花序，与叶对生或腋外生，被黄色柔毛。果球形，直径约1.5 cm；种子红褐色，椭圆形，扁平，光滑。花、果期几乎全年。

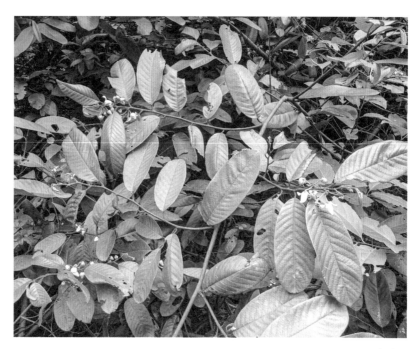

牛耳风
Ngungh muh normh buerng（翁母挪崩）

【采集加工】

　　全年可采，切段，晒干。

【性味与归属】

　　中医：甘，温。归肝、肾经。

瑶医：苦、涩，平。属风类药。

【功能与主治】

中医：祛风湿，强筋骨，活血止痛，调经之功。用于治疗小儿麻痹后遗症、风湿性关节炎、类风湿性关节炎、跌打肿痛、月经不调。

瑶医：祛风活络、安神镇痉、消肿止痛。用于治疗谷阿照拍、崩闭闷、面闭[①]、锥碰江闷、辣给昧对、播冲。

【用法用量】

中医：10 ～ 15 g。

瑶医：15 ～ 30 g。外用适量。

①面闭：瑶医病名。相当于现代医学的面神经麻痹。

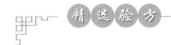
精 选 验 方

1 **面神经麻痹症：**

牛耳风 20 g　　竹叶风 15 g　　地龙 5 g　　白芷 5 g　　鹰爪风 20 g
麻骨风 15 g　　白附子 10 g　　甘草 8 g　　川芎 5 g　　桂枝 10 g
金银花 20 g
水煎内服。

2 **风湿骨痛：**

牛耳风 30 g　　紫九牛 30 g　　小肠风 20 g　　小钻 20 g
半荷风 30 g　　小散骨风 30 g　　红大钻 20 g
浸酒内服。

3 **类风湿性关节炎：**

牛耳风 30 g　　当归藤 15 g　　麻骨风 15 g　　紫九牛 15 g
走马胎 15 g　　黄花倒水莲 15 g　　入山虎 10 g
水煎内服。

4 月经不调：

牛耳风 30 g   穿骨风 20 g   走马风 15 g   当归藤 20 g
熊胆木 10 g   少年红 15 g   白面风 20 g
水煎内服。

5 小儿麻痹症：

牛耳风 15 g   九龙钻 15 g   地钻 15 g   山莲藕 15 g
五爪风 15 g   黄花参 15 g
水煎内服。

<table>
<tr><td>**牛膝风**</td><td>【别名】倒扣草、倒钩草、粗毛牛膝、鸡掇鼻、土牛膝、白牛膝。
【来源】本品为苋科植物土牛膝 *Achyranthes aspera* L. 的干燥全草。</td></tr>
</table>

【植物形态】

一年或两年生草本，高 20 ～ 100 cm。茎多分枝，四棱形，有柔毛。单叶对生，叶片倒卵形或长椭圆形，长 1.5 ～ 7 cm，宽 0.5 cm，顶端急尖或钝，基部宽楔形，两面被疏柔毛。穗状花序顶生；花绿色，开后向下折，紧贴花序轴。胞果小卵形。花期夏季，果期秋季。

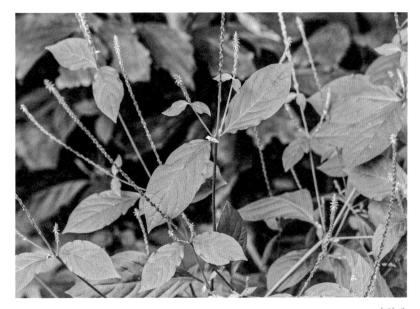

牛膝风
Ngungh cietv buerng（翁切崩）

【采集加工】

夏、秋季花果期采挖，除去杂质，洗净，稍润，切断，干燥。

【性味与归属】

中医：甘、淡，凉。归肝、肺、膀胱经。

瑶医：苦、酸，平。属风打相兼药。

【功能与主治】

中医：解表清热，利湿。用于治疗外感发热、咽喉肿痛、烦渴、风湿性关节痛。

瑶医：舒筋活络，强筋壮骨，活血散瘀，清热利湿。用于治疗月窖浆辣贝、布醒蕹、崩闭闷、播冲、辣给昧对、翁堵[1]、眸名肿毒。

① 翁堵：瑶医病名，相当于现代医学的瘰疬、积聚。

【用法用量】

10～30 g。

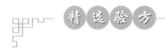

精 选 验 方

1　**月经不调、经闭：**

牛膝风 30 g　　红络风 15 g　　益母草 20 g　　路路通 20 g
五爪风 20 g　　月季花 15 g　　九层风 20 g
水煎内服。

2　**咽喉肿痛：**

牛膝风 15 g　　地桃花 15 g　　朱砂根 10 g　　金果榄 3 g
水煎内服。

3　**尿路结石：**

牛膝风 10 g　　络石藤 15 g　　车前草 20 g　　桃仁 10 g
鸡内金 15 g　　白纸扇 15 g
水煎内服。

4　**肝硬化腹水：**

牛膝风 30 g　　野辣椒 60 g
水煎分 3 次服。

5　**下肢关节痛：**

牛膝风 15 g　　血风 10 g　　地钻 20 g　　独活 15 g
金耳环 15 g　　黄九牛 15 g　　入山虎 10 g
水煎内服。

半边风

【别名】三叶莲。

【来源】本品为梧桐科植物翻白叶树 *Pterospermum heterophyllum* Hance. 的干燥全株。

【植物形态】

直立或蔓生灌木，高约 2 米。掌状复叶，小叶 3 片，稀 4 片，长圆状椭圆形，长 14 ～ 17 cm，宽 5.5 ～ 8 cm，顶端渐尖，基部狭楔形，侧生小叶基部歪斜，边有锯齿，两面无毛，网脉隆起而明显。花白色，5 数，伞形花序数个再组成圆锥花序顶生。花期 9 ～ 10 月，果期 10 ～ 11 月。

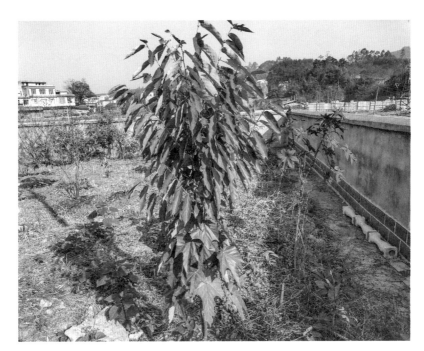

半边风

Bienh maengx buerng（扁面崩）

【采集加工】

全年可采，除去杂质，洗净，稍润，切片，干燥。

【性味与归属】

中医：辛、甘、淡，微温。归心、肝经。

瑶医：甘、淡，微温。属打类药。

【功能与主治】

中医：祛风除湿，舒筋活络。用于治疗风湿骨痛、手足麻痹、产后风、跌打肿痛、外伤出血。

瑶医：祛风除湿，消肿止痛，舒筋活络，利关节。用于治疗崩闭闷、荣古瓦崩、扁免崩、播冲、碰脑。

【用法用量】

中医：9～15 g。外用适量。

瑶医：30～60 g。外用适量，水煎外洗或鲜叶捣敷。

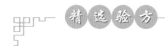

1　半身不遂方一：

半边风 30 g　　半荷风 30 g　　毛冬青 30 g　　丹参 20 g

九层风 20 g　　忍冬藤 20 g　　大钻 20 g　　　小钻 15 g

四方钻 15 g　　当归藤 20 g　　地钻 20 g　　　五爪风 15 g

鹰爪风 20 g

水煎内服。

2　半身不遂方二：

半边风 20 g（该药用量仅供参考）　　九季风 10 g　　半荷风 20 g

大散骨风 15 g　　紫九牛 15 g　　蓝九牛 10 g　　麻骨风 15 g

血风 10 g　　鹰爪风 10 g

水煎内服。

3　风湿及风湿性关节炎：

半边风 50 g　　九节风 50 g　　麻骨风 50 g　　鸭仔风 50 g

小钻 50 g　　过山风 50 g　　入山虎 50 g　　槟榔钻 50 g

土砂仁 50 g

水煎外洗。

半荷风

【别名】半枫荷、半边枫荷、枫荷桂、阴阳叶、三不怕、铁巴掌。

【来源】本品为金缕梅科植物金缕半枫荷 *Semiliquidambar cathayensis* H. T. Chang 的干燥地上部分。

【植物形态】

常绿乔木，高达 20 m，树枝灰白色，小枝有红色或黄褐色柔毛。单叶互生，幼树或萌芽枝上之叶盾形，3～5 掌状深裂，成长树之叶为长圆形或卵状长圆形，长 7～15 cm，宽 3～10 cm，顶端钝，急尖或渐尖，基部圆形，斜圆形或斜心形，边全缘，下面密被黄褐色绒毛。花白色，单生或 2～4 朵成腋生的聚伞花序。瑚果木质，长达 6 cm，密被星状柔毛，熟后开裂。种子顶端具膜质翅。花期秋季，果期秋、冬季。

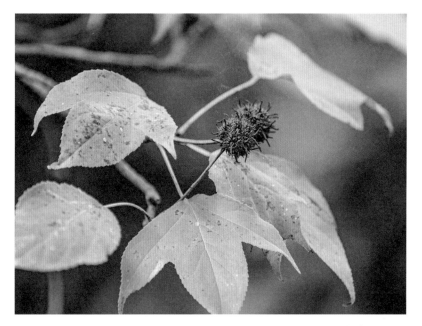

半荷风（果）

Bienh hoc buerng（扁荷崩）

【采集加工】

全年可采，除去杂质，略洗，切段，晒干。

【性味与归属】

中医：涩、微苦，温。归肝经。

老班药及配方 · 第三章 ·

半荷风

【别名】半枫荷、半边枫荷、枫荷桂、阴阳叶、三不怕、铁巴掌。

【来源】本品为金缕梅科植物金缕半枫荷 *Semiliquidambar cathayensis* H. T. Chang 的干燥地上部分。

【植物形态】

常绿乔木，高达 20 m，树枝灰白色，小枝有红色或黄褐色柔毛。单叶互生，幼树或萌芽枝上之叶盾形，3～5 掌状深裂，成长树之叶为长圆形或卵状长圆形，长 7～15 cm，宽 3～10 cm，顶端钝，急尖或渐尖，基部圆形，斜圆形或斜心形，边全缘，下面密被黄褐色绒毛。花白色，单生或 2～4 朵成腋生的聚伞花序。瑚果木质，长达 6 cm，密被星状柔毛，熟后开裂。种子顶端具膜质翅。花期秋季，果期秋、冬季。

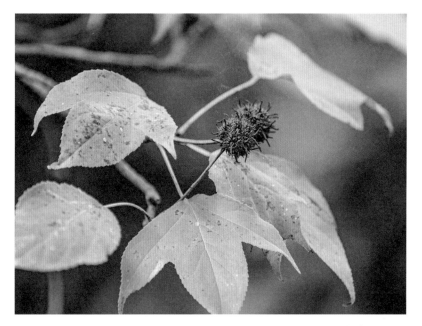

半荷风（果）

Bienh hoc buerng（扁荷崩）

【采集加工】

全年可采，除去杂质，略洗，切段，晒干。

【性味与归属】

中医：涩、微苦，温。归肝经。

瑶医：淡、涩，微温。属风打相兼药。

【功能与主治】

中医：祛风湿，活血散瘀。用于治疗风湿性关节炎、腰腿痛、跌打肿痛。

瑶医：祛风除湿，活血散瘀。用于治疗崩闭闷、改闷、播冲、荣古瓦崩、扁免崩。

【用法用量】

10 ~ 30 g。外用适量。

注意：孕妇禁服。

精 选 验 方

1　半身不遂：

半荷风 100 g　　鹰爪风 100 g　　血风 50 g　　下山虎 50 g

四方钻 50 g　　过山风 50 g

水煎适量外洗全身。

2　腰肌劳损：

半荷风 20 g　　地钻 20 g　　鸡肠风 20 g　　牛大力 20 g

牛耳风 20 g　　红九牛 20 g　　骨碎补 20 g

水煎内服。

3　腰腿痛：

半荷风 15 g　　当归藤 15 g　　杜仲 15 g　　牛膝 20 g

紫九牛 20 g　　入山虎 6 g

水煎内服。

4　坐骨神经痛：

麻骨风 100 g　　七叶莲 100 g　　九节风 100 g　　中钻 100 g

大钻 100 g　　马尾松 100 g　　金银花藤 100 g　　两面针 50 g

半荷风 100 g　　枫树皮 100 g　　牛耳枫 100 g

水煎至 50 L，泡洗全身。

红顶风

【别名】红龙船、来骨使亮、荷苞花、赪桐。

【来源】本品为马鞭草科植物赪桐 *Clerodendrum japonicum*（Thumb.）Sweet 的干燥地上部分。

【植物形态】

落叶灌木，高 1～3 m。茎枝被柔毛。单叶对生，宽卵形或心形，长 10～35 cm，宽 6～40 cm，顶端渐尖，基部心形，边有细齿，下面密生黄色腺点。聚伞圆锥花序顶生；花鲜红色。核果近球形，熟时蓝黑色。花期 6～7 月，果期 7～8 月。

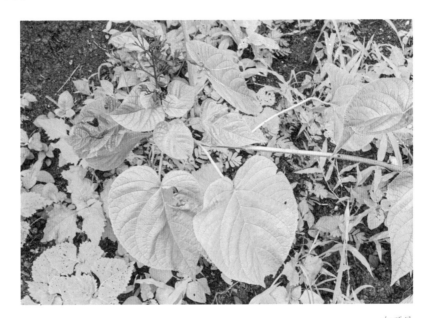

红顶风

Hongh ningv buerng（红宁崩）

【采集加工】

全年可采，除去杂质，洗净，稍润，切段，干燥或鲜用。

【性味与归属】

中医：辛、甘，凉。归肺、肝、肾经。

瑶医：微甘、淡，凉。属风打相兼药。

【功能与主治】

中医：清肺热，散瘀肿，凉血止血，利小便。用于治疗偏头痛、跌打瘀肿、痈肿疮毒、肺热咳嗽、热淋、小便不利、咳血、尿血、痔疮出血、风湿骨痛。

瑶医：清热解毒，祛风除湿，排脓消肿，降逆。用于治疗哈轮、哈路怒哈、怒藏、月藏、碰累、改闷、崩闭闷、辣给昧对、谷瓦卜断、娄精、眸名肿毒。

【用法用量】

中医：干品 15～30 g，或鲜品 30～60 g。水煎服或研末冲服。外用适量，捣敷或研末调敷。

瑶医：15～30 g。外用适量。

精 选 验 方

1　子宫脱垂：

红顶风 20 g　　红九牛 13 g　　桃金娘根 30 g

与鸡肉炖服，食肉喝汤。

2　崩漏：

红顶风 15 g　　酸吉风 15 g　　酢浆草 10 g　　地榆 15 g

红天葵 5 g

水煎内服。

3　月经过多：

红顶风 20 g　　红毛毡 20 g　　仙鹤草 20 g　　益母草 15 g

红九牛 15 g　　红丝线 10 g

水煎内服。

红节风

【别名】红节木、红楼骨草。

【来源】本品为野牡丹科植物北酸脚杆 *Medinilla septentrionalis*（W. W. Sm.）H. L. Li 的干燥全株。

【植物形态】

攀缘状灌木或小乔木，高 1～5 m。小枝圆柱形，无毛，节红色。叶片纸质或坚纸质，披针形或卵状披针形，顶端尾状渐尖，基部钝或近圆形，长 7～8.5 cm，宽 2～3.5 cm，边缘在中部以上具疏细锯齿，稀 5 基出脉，叶面无毛，基出脉下凹，背脉隆起；叶柄长约 5 mm。聚伞花序腋生，通常有花 3 朵（少见 1 朵或 5 朵），长 3.5～5.5 cm，无毛；总梗长 1～2.5 cm；苞片早落；花梗长不到 1 mm；花萼钟状，长 4～4.5 mm，密布小突起，裂片不明显；花瓣粉红色、淡紫色或紫红色，三角状卵形，长 8～10 mm；雄蕊 8 枚，4 长 4 短；花药基部具小瘤，药隔基部微伸长呈短距；子房下位，卵形。浆果坛形，长 7 mm，直径 6 mm；种子楔形，密被小突起。花期 6～9 月，果期第二年 2～5 月。

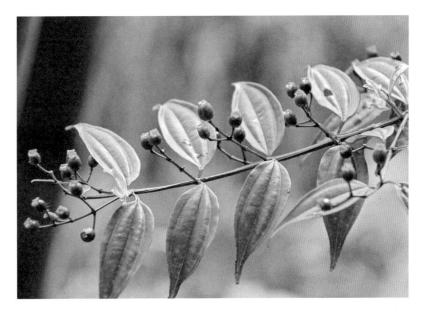

红节风
Siqv nyaate buerng（使及崩）

【采集加工】

全年可采收，除去杂质，干燥。

【性味与归属】

中医：苦、酸，平。归肝、大肠经。

瑶医：淡、涩，平。属风打相兼药。

【功能与主治】

中医：熄风定惊、清热解毒，凉血止血，消肿止痛。用于治疗小儿惊风热感冒、尿淋、尿血、月经不调、牙龈出血、牙周炎。

瑶医：清热解毒，止血凉血，消肿止痛。用于治疗哈轮、谷阿惊崩、碰累、月藏、辣给昧对、嘴布瓢[①]、牙闷。

【用法用量】

中医：6～15 g。外用适量。

瑶医：15～30 g。外用适量。

① 嘴布瓢：瑶医病名。相当于现代医学的口腔溃疡。

精 选 验 方

1　**月经不调、崩漏：**

红节风 15 g　　马莲鞍 13 g　　红络风 13 g　　地桃花 13 g

棕树根 20 g

水煎取 600 mL，分早、中、晚 3 次服。

2　**牙龈肿痛出血：**

红节风 15 g　　九节风 15 g　　金钱风 6 g

水煎取 450 mL，分早、中、晚 3 次含服。

3　**月经不调：**

红节风 20 g　　地苏 10 g　　过墙风 10 g　　走马风 10 g

九层风 10 g　　小钻 10 g　　当归藤 20 g

水煎内服。

黑节风

【别名】走马箭、接骨草、陆英、接骨忍。

【来源】本品为忍冬科植物接骨草 *Sambucus javanica* Blume 的全株。

【植物形态】

多年生常绿草本或亚灌木，高 2～4 m。茎有细纵棱，多分枝，髓心白色，光滑无毛，干时黑色。单数羽状复叶对生，小叶 3～7 片，对生，长圆形或椭圆状披针形，长 5～18 cm，宽 2～5 cm，顶端渐尖，基部宽楔形或圆形，边有锐锯齿。花小，白色，合生，5 裂；复伞形花序顶生，具由不育花变成黄色杯状腺体。浆果状核果近球形，熟时黑色。花期 6～7 月，果期 10 月。

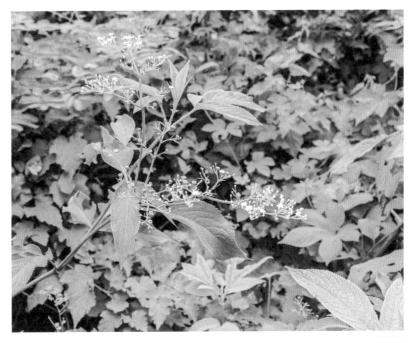

黑节风

Gieqv nyaatv buerng （解牙崩）

【采集加工】

全年可采，洗净，切段，鲜用或晒干。

【性味与归属】

中医：甘、酸，温。归肝、肾经。

瑶医：苦、辛，微温。属风打相兼药。

【功能与主治】

中医：活血消肿，祛风除湿。用于治疗跌打损伤、骨折疼痛、风湿关节炎、肾炎水肿、脚气、瘰疬、风疹瘙痒、疮痈肿毒。

瑶医：祛风除湿，消肿止痛。用于治疗崩闭闷、改闷、布醒蕹、篮硬种翁、努脑痨、播冲、碰脑。

【用法用量】

中医：9～15g。外用适量，水煎外洗患处，或鲜品捣烂敷患处。

瑶医：15～30g。外用适量。

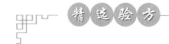

精 选 验 方

1　**跌打扭伤：**

黑节风 150g　　香鸡兰 150g　　钻地风 100g

以上均是鲜品，共捣碎伴米双酒适量，炒热外敷患处。

2　**风湿骨痛：**

黑节风鲜品适量

捣烂开水冲泡外洗。

3　**肝硬化腹水：**

黑节风 15g　　假死风 15g　　绣花针 15g　　地胆头 15g

车前草 15g　　白花蛇舌草 10g　　半枝莲 10g　　虎杖 10g

五爪风 15g　　黄花倒水莲 15g　　白纸扇 15g

水煎内服。

白面风

【别名】毛柴胡、毛山肖、羊耳风、白牛胆、大力王、叶下白、山白芷、小茅香、绵毛旋覆花。

【来源】本品为菊科植物羊耳菊 *Inula cappa*（Buch.-Ham.）DC. 的干燥地上部分。

【植物形态】

落叶半灌木，高 1 ～ 2 m。全株密被灰白色毛。单叶互生，长圆形或长圆状披针形，长 7 ～ 11 cm，宽 1.5 ～ 2.5 cm，顶端钝或急尖。基部圆形或近楔形，边有小尖齿。头状花序顶生或上部腋生，组成密的伞房花丛；总苞片 5 层；外围为舌状花，顶端 3 裂，中央为管状花，5 裂，黄。瘦果长圆形，被白色绢毛；有黄褐色的冠毛。花期 7 ～ 8 月，果期 11 ～ 12 月。

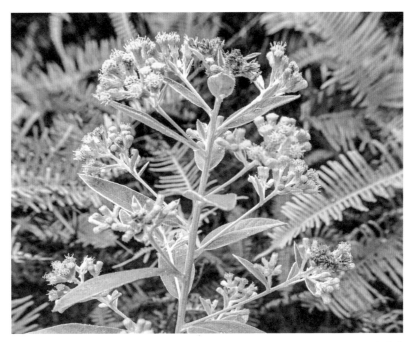

白面风
Baeqc minc buerng（别免崩）

【采集加工】

夏、秋季采收，除去杂质，洗净，稍润，切段，晒干。

【性味与归属】

中医：辛、微苦，温。归肝、脾经。

瑶医：微苦，温。属风打相兼药。

【功能与主治】

中医：祛风，利湿，行气化滞。用于治疗风湿关节痛、胸膈痞闷、疟疾、痢疾、泄泻、产后感冒、肝炎、痔疮、疥癣。

瑶医：行气止痛，健脾消食、舒筋活络，祛风消肿，化痰定喘。用于治疗崩闭闷、哈紧、尼椎虷、篮虷、胆纲虷、布种、泵卡西①、哈轮、辣给昧对、辣给闷、囊暗、布病闷。

① 泵卡西：瑶医病名，相当于现代医学的腹泻。

【用法用量】

中医：15 ～ 30 g。

瑶医：10 ～ 30 g。外用适量。

精选验方

1　**慢性肾炎：**

白面风 20 g　　石油菜 20 g　　老头姜 10 g　　白茅根 30 g
山菠萝 13 g　　薏米 20 g
水煎内服。

2　**产后风：**

白面风 10 g　　鹰爪风 10 g　　过山风 10 g　　九层风 10 g
独脚风 15 g　　下山虎 10 g　　五层风 10 g　　黄花倒水莲 15 g
水煎内服。

3　**咽喉肿痛：**

白面风 15 g　　毛冬青 30 g　　白英 10 g　　射干 10 g　　桔梗 12 g
蒲公英 10 g　　白纸扇 15 g
水煎内服。

急惊风

【别名】五经风、路边荆、鱼骨刺、过路黄荆。

【来源】本品为茜草科植物白马骨 *Serissa serissoides*（DC.）Druce. 的全草。

【植物形态】

常绿小灌木，高 1 ～ 1.5 m。单叶对生，常聚生枝顶，倒卵形或批针形，长 1 ～ 3 cm 或更长，宽 0.3 ～ 1.5 cm，顶端急尖，基部楔形，边全缘。托叶顶端有几条刺状毛。花白色，合生，5 裂；数朵簇生于枝头。核果近球形，有 2 个分禾。花期 4 ～ 6 月，果期 9 ～ 11 月。

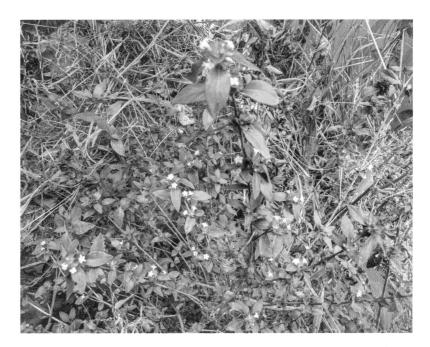

急惊风
Jiemh ging buerng（见惊崩）

【采集加工】

4 ～ 6 月采收茎叶，秋季挖根，除去杂质，洗净，润透，切段，干燥，筛去灰屑。

【性味与归属】

中医：苦、辛，凉。归肝、脾经。

瑶医：微苦，平。属风打相兼药。

【功能与主治】

中医：凉血解毒，利湿消肿。用于治疗急慢性肝炎、痢疾、肠炎、带下病、风湿痹痛、跌打损伤。

瑶医：清热利湿，凉血解毒。用于治疗哈轮、满经崩[①]、谷阿惊崩、谷阿泵虾怒哈[②]、望胆篮虾、港虾、尼椎虾、牙闷、播冲。

①满经崩：瑶医病名。相当于现代医学的小儿高热抽搐。
②谷阿泵虾怒哈：瑶医病名。相当于现代医学的小儿肺炎。

【用法用量】

干品 10 ～ 15 g，或鲜品 30 ～ 60 g。外用适量。

精 选 验 方

1 小儿高热惊风抽搐：

急惊风 15 g　　金银花 15 g　　山栀子 10 g　　双钩钻 15 g

白纸扇 15 g　　钻地风 10 g

水煎内服。

2 小儿惊风：

急惊风、鹞鹰风、九节风各适量

水煎外洗。

3 肝炎：

急惊风 15 g　　山栀子 10 g　　小田基黄 10 g　　虎杖 10 g

黄柏 10 g　　当归藤 15 g　　黄花倒水莲 15 g　　白花蛇舌草 10 g

六月雪 10 g　　黄泥草 10 g　　白纸扇 15 g

水煎内服。

瑶药概论

慢惊风

【别名】九龙盘、人字草、大叶人字草。

【来源】本品为蓼科植物金线草 *Antenoron filiforme*（Thunb.）Rob. et Vaut. 的全草。

【植物形态】

多年生草本，全株有长糙伏毛，高 50～100 cm。茎直立，分枝。单叶互生，叶片椭圆形或倒卵形，长 7～15 cm，宽 4～9 cm，顶端短渐尖或急尖，基部宽楔形，边全缘，叶面有紫黑色人字形条纹，托叶鞘筒状，膜质。花红色；穗状花序顶生或腋生，排列稀疏；瘦果卵形，暗褐色。花期夏季。

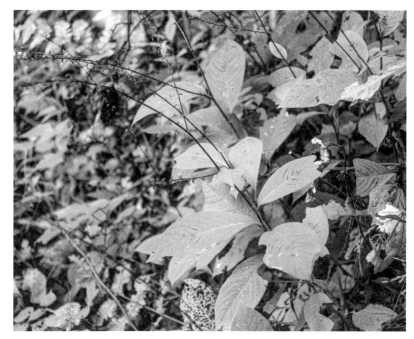

慢惊风

Manc ging buerng（慢惊崩）

【采集加工】

春、秋季采收，除去杂质，洗净，切段，晒干或鲜用。

【性味与归属】

中医：苦、辛，微寒。归肺、肝、脾、肾经。

瑶医：苦、涩、微辛，温。属风打相兼药。

【功能与主治】

中医：凉血止血，散瘀止痛，清热解毒。用于治疗咳嗽、咯血、吐血、崩漏、月经不调、痛经、脘腹疼痛、泄泻、痢疾、跌打损伤、风湿痹痛、瘰疬、痈疽肿毒、烫火伤、毒蛇咬伤。

瑶医：祛风除湿，理气止痛，止血散瘀。用于治疗崩闭闷、肺脓疡、碰累、泵卡西、卡西闷、标蛇痧、撸藏、哈路怒藏[①]、辣给闷、辣给昧对、别带病、藏紧邦、努脑痨、播冲、碰脑、囊暗。

<aside>[①]哈路怒藏：瑶医病名。相当于现代医学的肺结核咯血。</aside>

【用法用量】

中医：15～30 g。外用适量，捣敷或磨汁涂。

瑶医：15～30 g。外用适量。

精选验方

1　痢疾：

慢惊风 15 g　　酸吉风 15 g　　马齿苋 30 g　　马莲鞍 13 g
水煎内服。

2　月经过多：

慢惊风 10 g　　仙鹤草 10 g　　酢浆草 10 g　　酸吉风 15 g
红背菜 10 g
水煎取汁，煮鸡蛋内服。

3　胃痛：

慢惊风 20 g　　小毛蒌 15 g　　土砂仁 10 g　　厚朴 15 g
野荞麦 15 g　　九层皮 15 g　　白纸扇 15 g　　入山虎 6 g
水煎内服。

4 **外感痧症：**

慢惊风 15 g　　刺鸭脚 20 g　　红痧草 15 g　　小百解 15 g
白纸扇 15 g
水煎内服。

5 **肺结核：**

慢惊风 15 g　　不出林 15 g　　红毛毡 15 g　　红铁树 9 g
鸡冠花 9 g　　稔果 30 g
水煎内服。

6 **肺脓疡：**

慢惊风 30 g　　金花草 15 g　　蛇皮草 15 g　　地桃花 15 g
臭耳根 15 g　　野荞麦兜 20 g
水煎内服。

水浸风

【别名】红小肠风、荞麦刺、长叶荞麦草。

【来源】本品为茜草科植物风箱树 *Cephalanthus tetrandrus*（Roxb.）Ridsd. et Bakh. f. 的干燥根和藤茎。

【植物形态】

一年生倾斜或近直立草本，长达 1 m。茎四棱形，棱上有倒生钩刺。单顺互生，披针形，长 2～4 cm，宽 5～8 cm，顶端尖，基部箭形或近戟形，上面无毛，下在沿中脉至叶柄有倒钩刺；托叶鞘筒状，膜质，具短缘毛。总状花序成短穗状，着生于二歧状分枝的顶部；花白色或淡红色。瘦果长卵形，有 3 棱，深褐色。花期秋、冬季。

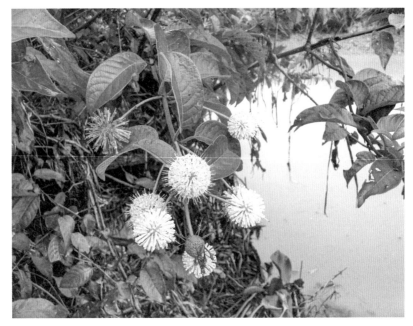

水浸风
Uomh ziemx buerng（温浸崩）

【采集加工】

全年可采，除去杂质，洗净，切片，晒干。

【性味与归属】

中医：苦，凉。归肺经。

瑶医：苦，凉。属打类药。

【功能与主治】

中医：清热利湿，散瘀消肿。用于治疗感冒发热、咳嗽、咽喉肿痛、肝炎、尿路感染、盆腔炎、睾丸炎、风湿性关节炎、痈肿、跌打损伤。

瑶医：清热化湿，理肺化痰，消肿止痛。用于治疗布浪、港虷泵卡西、碰累、卡西闷、更喉闷、崩闭闷、牙闷、布标、睟名肿毒、身谢。

【用法用量】

15～30 g。外用适量。

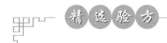

精选验方

1 肠炎腹泻：

水浸风 30 g   毛算盘 20 g   黄连 10 g   马莲鞍 20 g
酸吉风 15 g
水煎内服。

2 风火牙痛：

水浸风 30 g   水东哥 30 g
水煎内服。

3 湿疹方一：

水浸风 50 g   苦李根 50 g   三叉苦 50 g   红背山麻秆 50 g
苦楝树（皮）50 g
水煎外洗。

4 湿疹方二：

水浸风 20 g   千里光 20 g   双钩钻 20 g   野菊花 20 g
银花藤 20 g   苦参 20 g   三叉虎 20 g
水煎内服。

5 胃痛：

水浸风（根）30 g
水煎内服。

石上风

【别名】倒生根、尾生根、石上凤凰草、金鸡尾、姜公钓鱼。

【来源】本品为铁角蕨科植物长叶铁角蕨 Asplenium prolongatum Hook. 的干燥全草。

【植物形态】

  植株高 15 ～ 40 cm。根状茎短，直立。叶丛生，叶柄长 8 ～ 15 cm，无毛，上面有一纵沟直到叶轴顶部；叶片线状披针形，长 10 ～ 20 cm，宽约 3 cm，顶端突然变成一长尾；二回羽状分裂，末回小羽片狭线形，顶端钝，上具一条细脉。孢子囊群线形，沿脉上侧着生，每小羽片上 1 枚，囊群盖膜质，向上开口。

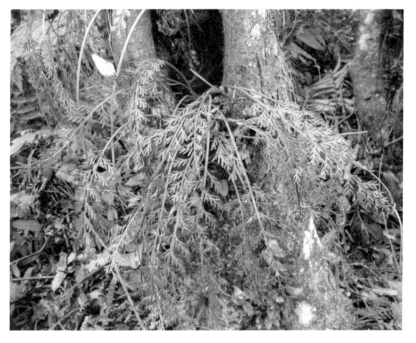

石上风
Ziqc zaangc buerng（及掌崩）

【采集加工】

  全年采收，除去杂质，洗净，切段，晒干。

【性味与归属】

  中医：辛、苦，平。归肝、肺、膀胱经。

  瑶医：涩、苦、辛，平。属风打相兼药。

【功能与主治】

中医：活血化瘀，祛风湿，通关节。用于治疗吐血、衄血、咳嗽痰多、黄肿、跌打损伤、筋骨疼痛。

瑶医：清热解毒，活血散结，止血生肌，祛风止痛。用于治疗哈轮伯公闷、撸藏、毕藏、播冲、崩闭闷、荣古瓦崩。

【用法用量】

15～30 g。

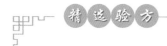

1　**外感头痛：**

石上风 20 g　　白芷 6 g　　鹰爪风 20 g　　葛根 30 g　　桂枝 5 g

忍冬藤 20 g

水煎内服。

2　**水火烫伤：**

石上风适量

研末用麻油调涂患处。

3　**衄血：**

石上风 15 g　　雷公根 15 g　　旱莲草 15 g

与红糖水煎服。

竹叶风

【别名】八爪金龙、八爪龙、八爪根、铁雨伞、百两金、高八爪、开喉箭、大罗伞、竹叶胎、蛇连天。

【来源】本品为紫金牛科植物百两金 *Ardisia crispa*（Thunb.）A. DC. 的干燥全株。

【植物形态】

常绿小灌木，高约 1 m，有匍匐根状茎，不分枝。单叶互生，长圆状狭椭圆形，长 8～15 cm，宽 1.5～3 cm，顶端渐尖，基部狭楔形，边全缘或波状，两面无毛，下面常有微细鳞片，有腺点。花淡红色，5 裂；伞形花序顶生。浆果状核果球形，熟时红色，柱头宿存，有稀的黑腺点。花期夏季，果期秋、冬季。

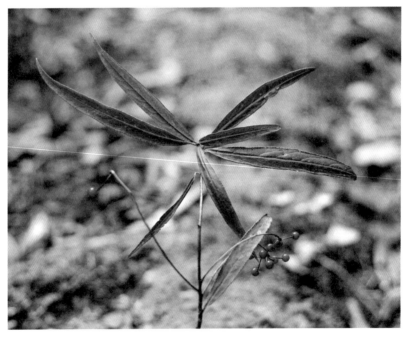

竹叶风
Hlauh normh buerng（老农崩）

【采集加工】

夏、秋季茎叶茂盛时采挖，除去泥沙，略洗，切段，干燥。

【性味与归属】

中医：苦、辛、微咸，凉。归肝、肺经。

瑶医：苦、辛，平。属风打相兼药。

【功能与主治】

中医：清热利咽，祛痰利湿，活血解毒。用于治疗喉肿痛、咳嗽咯痰不畅、湿热黄疸、小便淋痛、风湿痹痛、跌打损伤、疔疮、无名肿毒、蛇咬伤。

瑶医：活血散瘀，消肿止痛，舒筋活络，清热利咽，化痰止咳。用于治疗更喉闷、桨蛾、哈路怒哈、布醒蕹、崩闭闷、辣给昧对、荣古瓦卡西闷、播冲、囊暗、补癣。

【用法用量】

9～30g。外用适量。

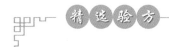

精 选 验 方

1　**产后瘀滞腹痛：**

竹叶风 15g　　泽兰 15g　　黑老虎 20g　　香附 20g
九层风 15g　　白钻 15g　　十八症 10g
水煎内服。

2　**咽喉红肿：**

竹叶风（根）15g　　金线风 10g　　野菊花 15g　　白纸扇 10g
地胆头 15g
水煎内服。

3　**肺病咳嗽：**

竹叶风（根）15g
与猪肺炖服。

4　**喉蛾：**

竹叶风（鲜叶）30g
水煎内服。

粘手风

【别名】握手风、黑节风、黏搁风、穿骨风、大叶风、廉鱼风。

【来源】本品为马鞭草科植物尖尾枫 *Callicarpa longissima* (Hemsl.) Merr. 的干燥地上部分。

【植物形态】

落叶灌木或小乔木，高 2～5 m，小枝四方形，节上有柔毛环。单叶对生，披针形或狭椭圆形，长 10～23 cm，宽 2～6 cm，顶端长渐尖，基部楔形，边有不明显的细齿或近全缘，下面有不明显的黄色腺点。花紫红色；聚伞花序 5～7 次分枝，腋生。核果肉质，扁球形，熟时紫色。花期 9～10 月，果期 11 月至第二年 1 月。

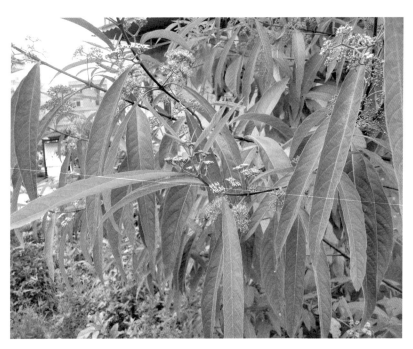

粘手风
Naenx buoz buerng（粘博崩）

【采集加工】

夏、秋季可采，除去杂质，洗净，润透，切段，干燥。

【性味与归属】

中医：辛、微苦，凉。归肝经。

瑶医：辛，微苦，凉。属风打相兼药。

【功能与主治】

中医：祛风消肿，散瘀止痛，止血。用于治疗风湿痹痛、产后风痛、跌打损伤、中风偏瘫、小儿麻痹后遗症、咯血、吐血、衄血、便血、刀伤出血。

瑶医：祛风活血，散瘀消肿，凉血，止血，止痛，止痒。用于治疗崩闭闷、播冲、哈轮怒哈、卡西闷、篮虷、扁免崩、谷阿照拍、荣古瓦崩、身谢、冲翠臧、囊暗。

【用法用量】

15～30 g。外用适量。

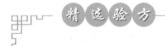

1 **皮肤瘙痒方一：**

粘手风 100 g 苦参 50 g 毛冬青 100 g 熊胆木 50 g
刺手风 50 g
水煎外洗。

2 **皮肤瘙痒方二：**

粘手风 100 g 臭牡丹 100 g 苦李根 100 g 熊胆木 100 g
盐肤木 100 g 扛板归 60 g
水煎外洗。

3 **荨麻疹：**

粘手风、山黄麻、过墙风、南蛇风各适量
水煎外洗。

刺手风

【别名】麻风草。

【来源】本品为荨麻科植物珠芽艾麻 *Laportea bulbifera*（Sieb.et Zucc.）Wedd. 的干燥全草。

【植物形态】

多年生直立常绿草本，根分枝，纺锤形，肉质。茎高40～80 cm，有短毛和少数螫毛，叶腋常有木质的珠芽，近球形。单叶互生，卵形，椭圆形，卵状披针形或短圆状披针形，长8～13 cm，宽3～6 cm，顶端渐尖，基部圆形或宽楔形，边有密细齿，叶柄长达6 cm，生有螫毛。花单性，雌雄同株，花序圆锥状，雄花序腋生；雌花序顶生。瘦果扁平近圆形，淡黄色，有宿存侧生花柱。花期7～8月，果期8～9月。

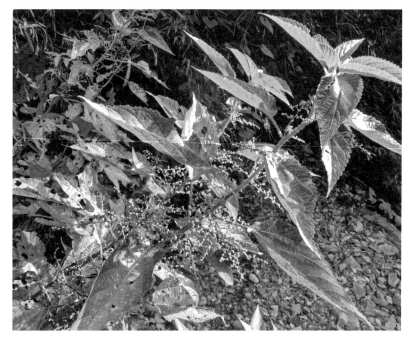

刺手风
Baqv buoz buerng（拔搐崩）

【采集加工】

全年可采，除去杂质，洗净，切片，干燥。

【性味与归属】

中医：辛，温。归肾、肝、膀胱经。

瑶医：甘、辛，温。属风打相兼药。

【功能与主治】

中医：祛风除湿，活血止痛。用于治疗风湿痹痛、肢体麻木、跌打损伤、骨折疼痛、月经不调、劳伤乏力、肾炎水肿。

瑶医：祛风除湿，健胃镇静，活血调经，利水化石。用于治疗卡西闷、崩闭闷、月窖桨辣贝、谷阿强拱、辣给昧对、身谢。

【用法用量】

9 ～ 15 g。

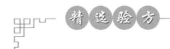

精 选 验 方

1 尿路结石方一：

刺手风 15 g   穿破石 20 g   海金沙草 30 g   车前草 20 g
金线风 15 g
水煎内服。

2 尿路结石方二：

刺手风 15 g   络石藤 15 g   车前草 20 g   牛膝 20 g
过塘藕 15 g   黄龙退壳 15 g
水煎内服。

3 风湿关节痛：

刺手风 30 g   五加皮 20 g   黑九牛 30 g   来角风 30 g
浸酒内服。

阴阳风

【别名】枫荷梨、半枫荷。

【来源】本品为五加科植物树参 *Dendropanax dentiger*（Harms ex Diels）Merr. 的根或全株。

【植物形态】

常绿乔木或灌木，高 2～8 m，全株无毛。单叶互生，形状变化大，不分裂叶常为椭圆形，长 7～10 cm，宽 1.5～4.5 cm 或更大，顶端渐尖，基部钝或楔形；分裂叶常为掌状，2～3 深裂或浅裂；边全缘或有疏齿。花淡绿白色，5 数；伞形花序单生或数个聚生或复伞形花序。花期 8～10 月，果期 10～12 月。

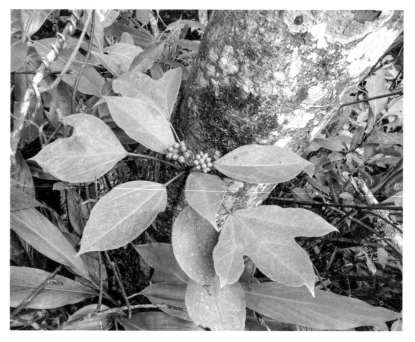

阴阳风
Yuinh yaangh buerng（阴阳崩）

【采集加工】

全年可采，除去杂质，切片，晒干。

【性味与归属】

中医：甘、微辛，温。归肝、肺经。

瑶医：涩、微苦，凉。有小毒。属打类药。

【功能与主治】

中医：祛风湿，活血脉。用于治疗风湿痹痛、偏瘫、偏头痛、月经不调。

瑶医：清热解毒，消痧止痛，祛风除湿，消肿止痒。用于治疗锥碰江闷、崩闭闷、播冲、身谢。

【用法用量】

10～30 g。外用适量。

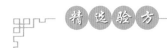

1　类风湿性关节炎：

阴阳风 20 g　　麻骨风 15 g　　金线风 15 g　　双钩钻 20 g

独角风 15 g　　黑老虎 20 g　　九节风 20 g　　白九牛 30 g

一针两嘴 15 g

水煎内服。

2　偏头痛方一：

阴阳风 20 g　　双钩钻 10 g　　五层风 20 g　　香白芷 10 g

白九牛 20 g　　牛膝风 10 g　　四季风 5 g

水煎内服。

3　偏头痛方二：

阴阳风 30 g　　川芎 30 g　　鸡蛋 2 个（带壳）

煮沸约半个小时，早、晚各吃鸡蛋一个。

走马风

【别名】红铺地毯、红云草、铺地走马。

【来源】本品为紫金牛科植物心叶紫金牛 *Ardisia maclurei* Merr. 的干燥全草。

【植物形态】

常绿半灌木或小灌木，具匍匐茎，直立茎高4～5 cm，幼时密被锈色长柔毛。单叶互生，少轮生，长圆状椭圆形或椭圆状倒卵形，长4～6 cm，宽2.5～4 cm，顶端急尖或钝，基部心形，边具不整齐的粗锯齿及缘毛，两面被柔毛。花淡紫色，5 数；伞形花序1～2 个近顶生，被锈色长柔毛，有花3～6 朵。核果球形，熟时暗红色。花期5～6 月，果期12 月至第二年1 月。

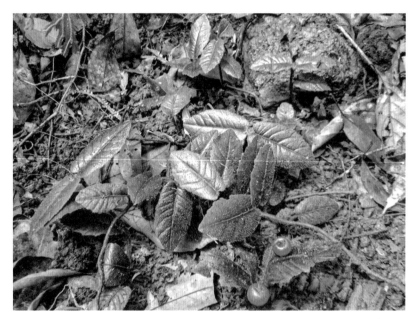

走马风
Yangh maz buerng（养马崩）

【采集加工】

全年可采，除去杂质，洗净，切片，干燥。

【性味与归属】

中医：苦，微寒。入肺、肝经。

瑶医：微苦、涩，平。属风类药。

【功能与主治】

中医：止咳化痰，凉血止血，祛风通痹，解毒消肿，利水渗湿。用于治疗肿毒、痢疾、咯血、吐血、黄疸、淋证。

瑶医：活血止血，调经通络。用于治疗哈路怒藏、哈紧、篮虷、辣给昧对、昧埋荣、崩闭闷、播冲、荣古瓦流心黑。

【用法用量】

中医：9～12 g。外用适量。

瑶医：15～30 g。外用适量。

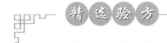

1　**肺结核咯血：**

走马风30 g　　仙鹤草30 g　　白及15 g　　红毛毡15 g
田七粉（冲服）
水煎内服。

2　**月经不调：**

走马风10 g　　益母草10 g　　香附子10 g　　小钻10 g
当归藤15 g　　血党10 g　　月季花10 g
水煎内服。

3　**支气管炎：**

走马风10 g　　石仙桃15 g　　千年竹10 g　　桔梗12 g
红背丝绸6 g
水煎内服。

4　**铁打损伤：**

活血丹50 g　　酢浆草50 g　　黑节风50 g
走马风50 g　　姜三七50 g
共捣碎酒炒热，外敷局部。

南蛇风

【别名】石莲藤、石花生、猫儿核、石莲子。

【来源】本品为豆科植物喙荚云实 *Caesalpinia minax* Hance 的干燥茎。

【植物形态】

落叶有刺藤本，枝有棱，密生短柔毛。二回双数羽状复叶；羽片 10～16 片，对生，每羽片有小叶 12～24 枚，椭圆形或长椭圆形，长 2～4 cm，宽 1.1～1.7 cm，顶端急尖，基部圆形，边全缘。花黄白色，有紫红色斑，圆锥花序顶生。荚果长椭圆形，长 8～15 cm，宽 4～5 cm，顶端有短喙，外表面密生针状刺，有种子 4～8 颗。花期 3～4 月，果期 9～10 月。

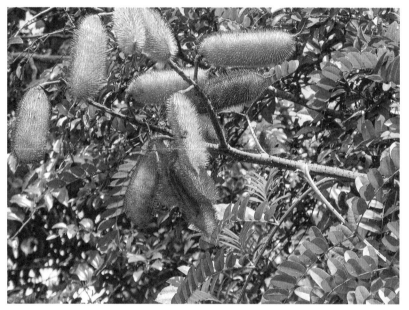

南蛇风
Nnaamh nangh buerng（南囊崩）

【采集加工】

全年可采，切段，晒干。

【性味与归属】

中医：苦，凉。归肺、脾经。

瑶医：苦、涩，凉。属打类药。

【功能与主治】

中医：清热利湿，散瘀止痛。用于治疗外感风热、痢疾、淋浊、呃逆、痈肿、疮癣、跌打损伤、毒蛇咬伤。

瑶医：清热利湿，消肿止痛，杀虫止痒。用于治疗哈轮、泵烈竞、月藏、就港虷、碰累、斑麻痧症[①]、浆嚷[②]、伤寒夹色、播冲、改对岩闷、鲍泵梗缸。

【用法用量】

中医：6～15 g。外用适量。

瑶医：15～30 g。

注意：脾胃虚寒者慎服。

①斑麻痧症：瑶医病名，相当于现代医学的中暑。
②浆嚷：瑶医病名，相当于现代医学的带状疱疹。

精 选 验 方

1 斑麻痧症：

南蛇风 15 g　　芝麻叶 15 g　　百解 20 g　　大青叶 20 g
白纸扇 20 g
水煎内服。

2 带状疱疹：

南蛇风、银花藤各适量
水煎外洗。

3 鱼骨鲠喉：

南蛇风（根切片）适量
慢慢嚼咽。

4 外感痧症：

南蛇风 15 g　　救必应 30 g　　野油麻 30 g　　走血风 20 g
野菊花 30 g　　白纸扇 30 g　　银花藤 30 g　　刺鸭脚 30 g
水煎内服。

鬼刺风

【别名】毛猴子。

【来源】本品为蔷薇科植物莓叶委陵菜 *Potentilla fragarioides* L. 的干燥全草。

【植物形态】

多年生草本，高 5 ～ 25 cm，直立或倾斜，有扩展的柔毛。基生叶单数羽状复叶，小叶常 5 ～ 7 片，顶端三小叶较大，其余较小，叶呈椭圆状卵形，倒卵形或长圆形，长 0.8 ～ 4 cm，宽 0.6 ～ 2 cm，顶端钝尖，基部楔形，边有钝锯齿，两面散生长柔毛，下面较密；茎生叶，小叶三出。花黄色；伞房状花序顶生。瘦果长圆形，黄白色。花期 3 ～ 4 月，果期 5 月。

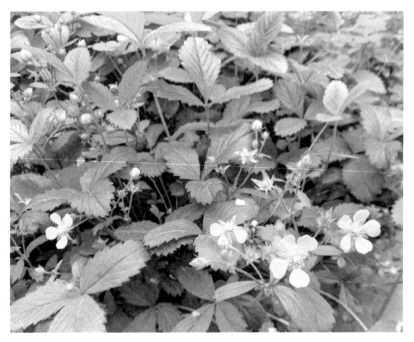

鬼刺风
Mienv baqv buerng（勉八崩）

【采集加工】

全年可采，洗净，除去杂质，切碎，晒干。

【性味与归属】

中医：苦，平。入肝、脾、胃、大肠经。

瑶医：苦、涩，平。属风类药。

【功能与主治】

中医：活血化瘀，养阴清热。用于治疗疝气、干血痨。

瑶医：益气补虚，祛风活血，消肿止血。用于治疗崩闭闷、辣给昧对、荣古瓦崩、藏紧邦。

【用法用量】

中医：9～15g。外用适量。

瑶医：15～30g。外用适量。

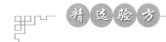

1 **功能性子宫出血方一：**

鬼刺风 30 g　　鸡冠花 30 g　　不出林 20 g　　仙鹤草 30 g

水煎内服。

2 **功能性子宫出血方二：**

鬼刺风 10 g　　羊开口 20 g　　地榆 10 g　　穿骨风 20 g

当归藤 20 g　　红九牛 10 g　　白背桐 10 g

水煎内服。

3 **功能性子宫出血方三：**

鬼刺风 25 g　　五爪风 25 g　　杜仲 15 g　　红毛毡 25 g

仙鹤草 30 g

水煎内服。

钻地风

【别名】透骨消、马蹄草、接骨消、四方雷公根、称秃风。

【来源】本品为唇形科植物活血丹 *Glechoma longituba*（Nakai）Kupr. 的干燥地上部分。

【植物形态】

多年生伏地草本，全体有短毛，揉之有刺激气味。茎四方形，节上生根。单叶对生，心形或近肾形，长 1.8～2.6 cm，宽 2～3 cm，顶端急尖或钝三角形，基部心形，边有圆齿，上面被毛。花唇形，淡蓝色或蓝紫色；常 2 杂腋生，有时为 4～6 朵成轮伞花序。小坚果长圆状卵形，黑褐色，平滑。花期 4～5 月，果期 5～6 月。

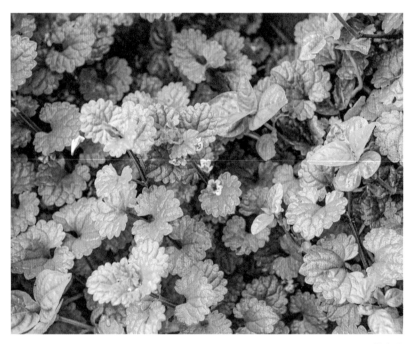

钻地风
Nzunx deic buerng（准地崩）

【采集加工】

春至秋季采收，除去杂质，洗净，切段，干燥。

【性味与归属】

中医：辛、微苦，微寒。归肝、肾、膀胱经。

瑶医：苦、淡，凉。属风打相兼药。

【功能与主治】

中医：利湿通淋，清热解毒，散瘀消肿。用于治疗热淋、石淋、湿热黄疸、疮痈肿痛、跌扑损伤。

瑶医：利尿排石，活血散瘀，消肿止痛。用于治疗胆纲虷、谷阿强拱、谷阿虷昧退、卡西闷、布醒蕹、崩闭闷、辣给昧对、辣给闷、荣古瓦卡西闷、泵烈竞、月窖浆辣贝、播冲、碰脑、眸名肿毒、囊暗。

【用法用量】

10 ～ 30 g。外用适量。

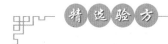

1　利尿排石：

钻地风 20 g　　金钱风 15 g　　海金沙草 20 g　　穿破石 15 g
积雪草 20 g　　肾茶 20 g　　鸭内金 6 g
水煎内服。

2　尿路感染：

钻地风 10 g　　车前草 10 g　　野六谷 10 g　　金钱风 15 g
小过路黄 10 g
水煎内服。

3　经闭：

钻地风 20 g　　血党 20 g　　茜草根 15 g　　穿破石 15 g
牛膝 20 g　　九层风 20 g　　当归藤 20 g
水煎内服。

【别名】达杠埠、米碎木、对节刺。

【来源】本品为鼠李科植物毛叶雀梅藤 *Sageretia thea*（Osbeck）Johnst.var. tomentosa（Schneid.）T.L.Chen et P.K.Chou 或雀梅藤 *Sageretia thea*（Osbeck）Johnst. var. thea 的干燥地上部分。

倒丁风

【植物形态】

常绿藤状藻木，小枝有刺，互生或近对生。单叶互生或近对生，卵形或卵状椭圆形，长1～4.5 cm，宽2.5 cm，顶端锐尖或钝，基部圆形或近心形，边有细锯齿，下面无毛，稀沿脉被疏柔毛，侧脉每边3～5条，下面明显凸起。花淡白色，花萼5裂，花瓣5片，雄蕊5枚；穗状花序顶生或腋生。核果近圆球形，熟时紫黑色，味酸可食。花期7～11月，果期第二年3～5月。

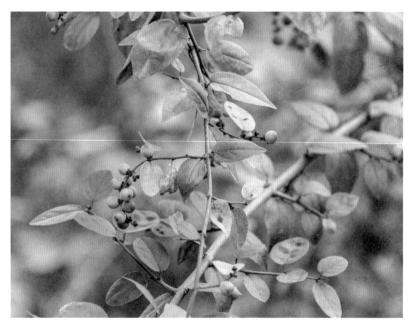

倒丁风
Dah gongh buerng（打拱崩）

【采集加工】

全年可采，除去杂质，洗净，切段，干燥。

【性味与归属】

中医：甘、淡，平。归心、肺经。

瑶医：淡、微苦，平。属风打相兼药。

【功能与主治】

中医：清热解毒。用于治疗疮痈肿毒、烫火伤、疥疮、漆疮。

瑶医：宣肺化痰，祛风利湿，拔毒生肌。用于治疗泵虾怒哈、哈鲁、崩闭闷、波罗盖闷、布醒蕹、别带病、眸名肿毒。

【用法用量】

中医：9～15 g。外用适量。

瑶医：10～30 g。外用适量。

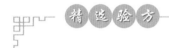 精 选 验 方

1 咳嗽、哮喘：

倒丁风 20 g　　走马风 20 g　　鸡屎藤 15 g　　地胆草 15 g
过墙风 15 g
水煎内服。

2 疥疮肿毒：

倒丁风 30 g　　银花藤 30 g　　一点红 30 g　　白饭树 30 g
五色花 30 g　　九里明 30 g
水煎外洗。

3 肺热咳嗽：

倒丁风 15 g　　苏叶 10 g　　鱼腥草 15 g　　枸杞根 20 g
十大功劳 15 g　　甘草 6 g
水煎内服。

假死风

【别名】见风消、假干柴。

【来源】本品为樟科植物山胡椒 *Lindera glauca*（Sieb.et Zucc.）Bl. 的干燥全株。

【植物形态】

落叶灌木或小乔木，高达 8 m，树皮灰白色，平滑；冬芽外部鳞片红色。嫩枝被褐色毛，后变无毛。单叶互生或近对生，宽椭圆形或倒卵形，长 4～9 cm，宽 24 cm，顶端短尖，基部宽楔形，边全缘，上面暗绿色，下面苍白色，密生灰色柔毛。花单性异株，黄色；伞形花序腋生，总梗短，有 3～8 朵花。核果球形，直径约 7 mm，有香气。花期春季，果期秋季。

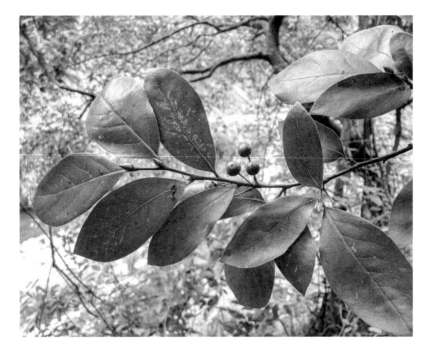

假死风
Jjav daic buerng（假逮崩）

【采集加工】

秋季采收，晒干。

【性味与归属】

中医：苦、辛，微寒。归肝、膀胱经。

瑶医：辛，温。属风打相兼药。

【功能与主治】

中医：解毒消疮，祛风止痛，止痒，止血。用于治疗疮疡肿毒、风湿痹痛、跌打损伤、外伤出血、皮肤瘙痒、蛇虫咬伤。

瑶医：祛风活络，解毒消肿，止血、止痛。用于治疗崩闭闷、篮榜垂翁撸、哈轮、怒哈、锥碰江闷、布醒蕹、播冲、眸名肿毒、囊暗、卡西闷。

【用法用量】

10～20g。外用适量。

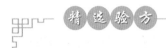

1 **肝脾肿大：**

假死风（根）20g　　猛老虎20g　　夏枯草20g　　田基黄20g
半枝莲15g　　七叶一枝花10g　　甘草10g　　鳖甲壳30g
香附20g
水煎内服。

2 **气管炎：**

假死风15g　　不出林10g　　少年红10g　　牛尾菜10g
鱼腥草10g　　水蜈蚣10g　　满天星10g　　朝天罐10g
水煎内服。

3 **咳嗽：**

假死风15g　　少年红15g　　千年竹15g　　石仙桃15g
枇杷叶10g　　枸杞根30g　　白纸扇15g
水煎内服。

【别名】鸡母酸、入地龙、酸藤果、酸藤木。

【来源】本品为紫金牛科植物酸藤子 *Embelia laeta*（Linn.）Mez. 的干燥根。

【植物形态】

常绿攀缘灌木。茎枝红褐色，有皮孔。单叶互生，倒卵形或长圆状倒卵形，长 3～4 cm，宽 1～11.5 cm，顶端圆形或钝性，基部楔形，边全缘。花单性，雌雄异株，白色或淡黄色，4 数；总状花序腋生或侧生，生于千年无叶枝上。核果球形，光滑无毛，熟时暗红色，直径 6 mm 以下。花期 12 月至第二年 3 月，果期第二年 4～6 月。

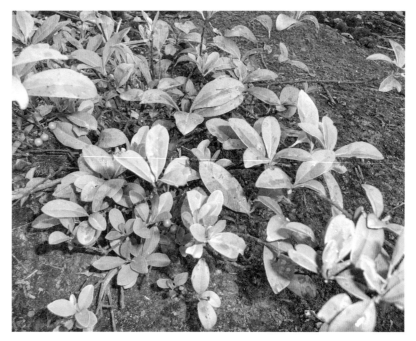

酸吉风
Biouv sui buerng（表虽崩）

【采集加工】

全年可采，除去杂质，洗净，切段，晒干。

【性味与归属】

中医：酸、涩，凉。归心、脾、肝经。

瑶医：酸涩，平。属风打相兼药。

【功能与主治】

中医：清热解毒，散瘀止血。用于治疗咽喉红肿、齿龈出血、出血、痢疾、疮疖溃疡、皮肤瘙痒、痔疮肿痛、跌打损伤。

瑶医：清热解毒，活血散瘀，祛风收敛，健脾安胎。用于治疗嘴布瓢、更喉闷、港虷、泵卡西众、碰累、辣给昧对、藏紧邦、别带病、娄精、阴囊肿大、港脱、谷瓦卜断、崩闭闷、播冲、碰脑、身谢。

【用法用量】

中医：9～15 g。外用适量。

瑶医：15～30 g。外用适量。

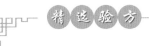

1 **子宫脱垂方一：**

酸吉风 20 g　　桃金娘（根、鲜品）50 g

与鸡肉炖服，食肉喝汤。

2 **子宫脱垂方二：**

酸吉风 20 g　　金樱（根）20 g　　地桃花 15 g　　三叶青 10 g

白背桐 15 g

水煎内服。

3 **咽喉炎：**

酸吉风 20 g　　毛冬青 20 g　　白英 15 g　　鱼腥草 10 g

桔梗 12 g　　白纸扇 15 g

水煎内服。

4　慢性肠炎：

酸吉风 30 g　　毛七公 20 g　　金花果 10 g　　地胆头 15 g

蒲公英 15 g

水煎内服。

5　腹泻：

酸吉风 10 g　　慢惊风 10 g　　马连鞍 10 g　　三姐妹 10 g

笔筒草 10 g　　扭骨风 10 g

水煎内服。

6　血崩：

酸吉风 10 g　　地钻 10 g　　地桃花 10 g　　葫芦茶 10 g

马连鞍 10 g　　棕树（根）10 g　　荷叶 10 g

水煎取汁煮鸡蛋内服，腹痛加慢惊风。

【别名】芦山藤。

【来源】本品为菊科植物岩穴千里光 *Cissampelopsis spelaeicola*（Vant）C. Jeffrey et Y. L. Chen 的干燥地上部分。

【植物形态】

攀缘木质藤本，茎多分枝，嫩茎密被白色蛛丝状绒毛，绒毛后多脱落。单叶互生，宽心形或卵圆形，长 5～16 cm，宽 4～14 cm，顶端尖或渐尖，基部心形；边缘有波状浅齿，上面近无毛，下面被黄白色绒毛；有长柄；上部叶较小，卵圆状披针形。头状花序多个顶生或腋生，排成圆锥状伞房花序，总苞片 1 列，花全为管状，顶端 5 裂。瘦果圆柱形，有纵棱；有白色或浅黄色的花冠毛。花果期 9～10 月。

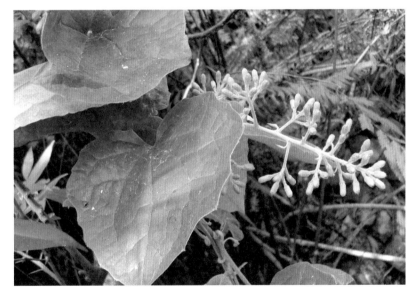

糯米风
Mbauh mbutq buerng（巴布崩）

【采集加工】

秋季采收，洗净，切片，晒干。

【性味与归属】

中医：辛、微苦，微温。归肾、肝、膀胱经。

瑶医：辛、微苦，微温。属风打相兼药。

【功能与主治】

中医：祛风除湿，通经活络。用于治疗风湿骨痛、肌腱痉挛、小儿慢惊风、小儿麻痹后遗症、跌打损伤。

瑶医：祛风除湿，通经活络。用于治疗崩闭闷、肌腱痉挛、满经崩、谷阿照拍、播冲。

【用法用量】

15 ～ 30 g。外用适量。

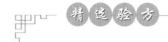

1　**风湿骨痛，四肢麻木：**

糯米风 50 g　　血风 50 g　　九层风 50 g　　枫树寄生 50 g

大钻 50 g　　当归藤 50 g　　毛缕 30 g　　走血风 30 g

四方钻 30 g　　独角风 50 g　　五爪风 50 g　　枸杞子 200 g

大枣 30 枚

浸泡米双酒 5 斤，浸泡时间 49 日后即可，每次 25 g，日 1 次晚上服。

2　**小儿麻痹症：**

糯米风 50 g　　银花藤 50 g　　五爪风 100 g　　双钩钻 50 g

慢惊风 50 g　　小白背风 30 g　　刺鸭脚木 50 g　　桃树皮 30 g

枫树子 30 g

水煎取小半桶，待药水温度适宜后外洗全身，日 1 次。

3　**骨折后功能障碍：**

糯米风 50 g　　四方钻 50 g　　鸡肠风 50 g　　青九牛 50 g

猪大肠适量

水煎外洗。

4　**肌腱痉挛：**

糯米风、青九牛、肺形草、无根藤各适量

水煎外洗。

<table>
<tr><td>鹍鹰风</td><td>【别名】大通草、白通草、五加风、大木通、五角加皮。
【来源】本品为五加科植物通脱木 *Tetrapanax papyrifer*（Hook.）
K.Koch. 的干燥根和茎枝。</td></tr>
</table>

【植物形态】

　　落叶灌木或小乔木，无刺；高 1 ～ 3 m。小枝、叶柄、花序交通密被星状毛。茎中有白色、片状的髓心。叶大型，集生枝顶，掌状 5 ～ 11 分裂，每 1 裂片又有 2 ～ 3 个小裂片，上面无毛，下面被白色星状绒毛；叶柄粗大而长，托叶基部与叶柄合生成鞘状抱茎。花白色；伞形花序聚生成顶生或近顶生大型复圆锥花序。核果球形，熟时紫黑色。花期冬季，果期第二年春季。

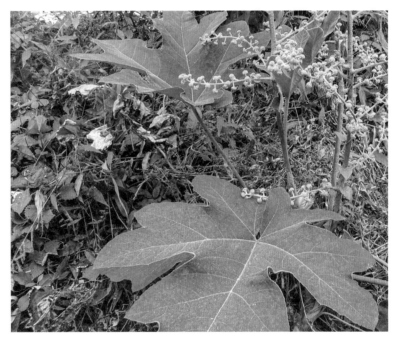

鹍鹰风
Domh gangv buerng（懂杠崩）

【采集加工】

　　全年可采，除去杂质，洗净，稍润，切片，干燥。

【性味与归属】

　　中医：甘、淡，微寒。归胃、肺经。

　　瑶医：甘、淡，寒。属风打相兼药。

【功能与主治】

中医：清热利水，通乳。用于治疗肺热咳嗽、水肿、尿路感染、尿路结石、经闭、乳汁不下。

瑶医：清热解毒，利水消肿。用于治疗也改昧通、泵烈竞、月窖桨辣贝、疟没通、泵虾怒哈、醒蕹、辣给昧对、谷阿惊崩。

【用法用量】

中医：2～5 g。

瑶医：根 30～60 g，茎 3～6 g。

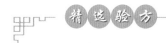

1　**小儿高热惊风：**

鹞鹰风 50 g　　过墙风 50 g　　急惊风 50 g　　大青叶 50 g

山栀子 50 g　　桃树皮 50 g　　双钩钻 50 g

水煎外洗。

2　**小儿惊风：**

鹞鹰风（叶）、急惊风、九节风各适量

水煎外洗。

3　**产后缺乳：**

鹞鹰风（茎髓）6 g　　王不留行 10 g　　黄芪 60 g　　当归 30 g

桔梗 12 g　　麦冬 15 g　　猪前蹄爪 2 个　　本地黄豆 50 g

以上各药共炖服。

穿心风

【别名】存心美、穿孔藤、穿掌风、藤万年青、九十九窿（孔）。

【来源】本品为天南星科植物穿心藤 *Amydrium hainanense*（Ting et Wu ex H. Li et al.）H. Li. 的干燥全株。

【植物形态】

攀缘藤本，茎圆柱形，干时变黑色。叶柄长 20～30 cm，基部抱茎；叶片绿色，压干后呈黑褐色，纸质，卵状披针形或镰状披针形，先端渐尖，基部圆形或浅心形，全缘，老枝（花枝）上的叶片大，长 28～35 cm，宽 9～12 cm，中肋于背面隆起，I 级侧脉 5～7 对，侧脉之间有卵形或长圆形空洞。肉穗花序于枝顶叶腋单生，圆柱形，长 8～10 cm，粗 1.3 cm；佛焰苞黄红色，革质，短舟状，长 8.5 cm，宽 8～9 cm，先端具短喙。花两性，无花被；雄蕊 6 枚，略短于子房，花丝扁平，药室长圆形，外向纵裂；子房角柱状，近六边形，1 室，胚珠 2 颗；无花柱，柱头长圆形。花期 4 月（海南）或 10 月（广西阳朔）。

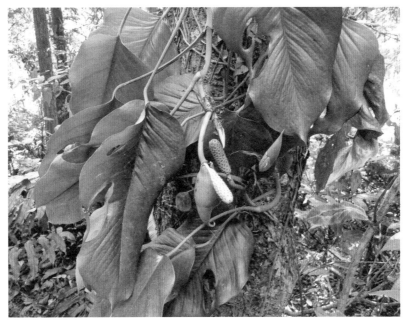

穿心风
Cunx fim buerng（存心崩）

【采集加工】

全年可采，洗净，切碎，晒干。

【性味与归属】

中医：淡，平。归肝、肾、胃经。

瑶医：淡、涩，平。有毒。

【功能与主治】

中医：清热解毒，消肿止痛，祛风除湿。用于治疗胃炎、胃溃疡、胆囊炎、风湿痹痛、鹤膝风、骨髓炎、骨结核、疥疮、脉管炎、蜂窝组织炎。

瑶医：清热利湿，祛风止痛，止血。用于治疗就港虷、布病闷、漏底风[①]、胆纲虷、篮虷、藏窖昧通、碰租虷[②]、碰纪[③]、崩闭闷、播冲、布锥累。

【用法用量】

9～12 g。外用适量。

①漏底风：瑶医病名。相当于现代医学的足底溃烂。
②碰租虷：瑶医病名。相当于现代医学的骨髓炎。
③碰纪：瑶医病名。相当于现代医学的骨结核。

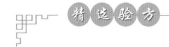

精选验方

1　**骨髓炎：**

穿心风 7 g　　九节风 20 g　　毛冬青 15 g　　龙骨风 13 g
小红钻 13 g　　鸭脚风 20 g　　白钻 15 g　　银花藤 15 g
白九牛 15 g
水煎取 600 mL，分早、中、晚 3 次温服。

2　**风湿痹痛：**

穿心风 30 g　　蓝九牛 50 g　　黑九牛 50 g　　麻古风 50 g
铜钻 50 g　　一针两嘴 50 g
水煎外洗痹痛处，每日 2 次。

3　**脉管炎：**

穿心风 100 g　　毛冬青 100 g　　走游草 100 g
水煎外洗。